Mit „Best of Therapie" zeichnet Springer die besten Masterarbeiten aus den Bereichen Ergotherapie, Logopädie und Physiotherapie aus. Inhalte aus den etablierten Bereichen der Therapiewissenschaft, Pädagogik, des Gesundheitsmanagements und der Grundlagenforschung finden hier eine geeignete Plattform. Die mit Bestnote ausgezeichneten Arbeiten wurden durch Gutachter empfohlen und behandeln aktuelle Themen rund um die Therapiewissenschaften im Gesundheitswesen. Die Reihe wendet sich an Praktiker und Wissenschaftler gleichermaßen und soll insbesondere auch Nachwuchswissenschaftlern Orientierung geben.

Weitere Bände in der Reihe http://www.springer.com/series/15357

# Best of Therapie

Ursula Herter-Ehlers

# Kommunikative Kompetenzen in der Logopädie

## Ein Konzept für Ausbildung und Studium

Mit einem Geleitwort von Dr. Brigitte Teuchert

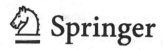 Springer

Ursula Herter-Ehlers
Wettstetten, Deutschland

ISSN 2569-9520           ISSN 2569-9539   (electronic)
Best of Therapie
ISBN 978-3-658-31043-1       ISBN 978-3-658-31044-8   (eBook)
https://doi.org/10.1007/978-3-658-31044-8

Die Deutsche Nationalbibliothek verzeichnet diese Publikation in der Deutschen National-
bibliografie; detaillierte bibliografische Daten sind im Internet über http://dnb.d-nb.de abrufbar.

Springer ist ein Imprint der eingetragenen Gesellschaft Springer Fachmedien Wiesbaden GmbH
und ist ein Teil von Springer Nature.
Die Anschrift der Gesellschaft ist: Abraham-Lincoln-Str. 46, 65189 Wiesbaden, Germany

# Geleitwort

Der berufsbegleitende Masterstudiengang „Speech Communication and Rhetoric" in Sprechwissenschaft und Sprecherziehung an der Universität Regensburg bietet die Möglichkeit, sich neben dem Beruf intensiv sowohl theoretisch als auch praktisch mit Fragen der mündlichen Kommunikation und Sprecherziehung zu beschäftigen. Verschiedenste Fachrichtungen wählen dieses Studium, Juristen, Betriebswirte, Ingenieure, Schauspieler, aber auch TeilnehmerInnen aus Gesundheitsberufen. LogopädInnen, Ärzte und andere medizinische Berufe unterliegen vielfältigsten kommunikativen Herausforderungen.

Frau Herter-Ehlers, B.Sc. Logopädie, widmete sich im Rahmen ihrer Masterarbeit genau dieser Frage, welche kommunikativen Kompetenzen in der Ausbildung von angehenden LogopädInnen zentral sind und wie genau sie in einem Curriculum vermittelt werden können. Die Ausbildung und die Studiengänge zur Logopädie basierten und basieren naheliegender Weise intensiv auf einer fachlichen medizinisch-therapeutischen Qualifikation. Frau Herter-Ehlers nahm in der Arbeit den Faden auf und konnte stringent nachweisen, dass genau diese hohe fachliche Qualifikation nur dann zum Tragen kommen kann, wenn auch die kommunikativen Kompetenzen der Therapeutinnen und Therapeuten dies zulassen. Sie stellte die untrennbare Verknüpfung von fachlichem Know-how – **„was"** man sagt, muss hohen Qualitätsansprüchen genügen -, aber auch **„wie"** man etwas sagt, in den Mittelpunkt ihrer Arbeit. Gerade bei häufig sensiblen Themen in der logopädischen Praxis spielt die Gesprächsfähigkeit des oder der TherapeutIn eine entscheidende Rolle.

Frau Herter-Ehlers beließ es jedoch nicht nur bei der Feststellung der grundsätzlichen Notwendigkeit, sondern hat mit methodisch aufwändigen Instrumenten umsetzbare Module entwickelt, die genau diese Lücke zwischen medizinisch - therapeutischem Wissen und kommunikativen Kompetenzen schließt. Die Masterarbeit von Frau Herter-Ehlers fiel durch eine besonders fundierte methodische Anlage und durch die Einbeziehung umfangreicher Fach- und Forschungsliteratur auf. Sie wurde deshalb auch für die Prämierung der besten Abschlussarbeit unseres Wissenschafts- und Berufsverbandes „Deutsche Gesellschaft für Sprechwissenschaft und Sprecherziehung (DGSS)" vorgeschlagen. Unter allen bundesweit eingereichten wurde die Arbeit von Frau Herter-Ehlers ausgewählt. Dies zeigt nicht nur eine äußerst positive Einschätzung durch die Gutachter der Universität Regensburg, sondern auch aller Mitglieder der Wissenschaftskommission der DGSS.

Zentral für die vorliegende Arbeit ist ein an Erpenbeck und Sauter angelehntes Kompetenzmodell für LogopädInnen, das vom Wissensaufbau, der Sicherung des Wissens, dem Wissenstransfer in die Praxis bis zur eigentlichen Kompetenzentwicklung reicht. Das Ziel ist, aus Sicht der Lehrenden an Berufsfachschulen ein Konzept für die Lernenden zu entwickeln, um sie in der Ausbildung zu einer professionellen Kommunikation im Berufsalltag zu führen. Dazu führte die Autorin Experteninterviews mit sechs LehrlogopädInnen, die mindestens zehn Jahre Berufserfahrung haben. Sie wählte teilstandardisierte Interviews, die transkribiert wurden. Nach einer Systematisierung nach Mayring wurde versucht, in sechs Schritten zu einer Kategorisierung der Antworten zu gelangen. Es entstanden acht Hauptkategorien mit jeweils drei bis vier Subkategorien. Die Hauptkategorien bezogen sich z.B. auf die „Grundlagen der Kommunikation" mit Kommunikationsmodellen oder Feedback über „intra- und interprofessionelle Zusammenarbeit" mit Gesprächsführung im Team bis zu „Transfer" mit Kompetenzentwicklung und Ressourcenorientierung. Die Autorin diskutiert die Ergebnisse kritisch und ausführlich.

Sowohl aus dem theoretischen Teil als auch aus dem Interviewteil leitet Frau Herter-Ehlers ein Konzept zur Entwicklung kommunikativer Kompetenzen für logopädische Berufsfachschulen und auch für Studiengänge der Logopädie ab. Sie schlägt fünf Module vor und ordnet diesen jeweils zwischen 18 und 40 Unterrichtseinheiten zu, am stärksten gewichtet ist naheliegender Weise das Modul „Therapeutische Gespräche" mit 40 Unterrichtseinheiten. Sie gliedert die Module in die einzelnen Ausbildungsphasen ein und gibt inhaltliche und methodische Vorgaben.

Dieser Ansatz trägt eine hohe öffentliche Relevanz in sich, da er für den gesamten Berufsstand, insbesondere aber auch für die Ausbildung, eine zentrale Rolle spielt. Das Gesundheitssystem wird finanziell von uns allen getragen und hat das Ziel, möglichst effektive individuelle therapeutische Konzepte für Patienten zu generieren. Dazu gehört auch, Patienten intensiv miteinzubeziehen: dies ist eine vorrangig kommunikative Aufgabe der Gesundheitsberufe gerecht werden müssen. Frau Herter-Ehlers hat dazu einen wichtigen Beitrag mit der vorliegenden Arbeit geleistet.

*Dr. Brigitte Teuchert*
*Universität Regensburg, Lehrgebiet Mündliche Kommunikation und Sprecherziehung*
*Leiterin berufsbegleitender Masterstudiengang „Speech Communication and Rhetoric"*
*Universitätsstr. 31,*
*93053 Regensburg*
*Mail: brigitte.teuchert@ur.de*
*http//:master-rhetoric.ur.de*

# Vorwort

Kommunikative Kompetenzen beeinflussen alle anderen Kompetenzen, die Fach-, Methoden-, Sozial- und die Personalkompetenz und haben einen besonders hohen Stellenwert für alle, die mit Patienten und Klienten zusammenarbeiten. Eine gelingende Kommunikation ist die Voraussetzungen für die Adhärenz mit unseren Patienten. Unsere kommunikativen Kompetenzen beeinflussen aber nicht nur die Qualität unserer Therapien, sondern auch die Qualität der Zusammenarbeit in unserem Arbeitsteam mit Kolleginnen und Kollegen sowie anderen Professionen im Gesundheitswesen.

Kompetenzen müssen sich entwickeln, daher erscheint es unabdingbar, dass Schülerinnen und Schüler bereits in ihrer Ausbildung zur Logopädin/zum Logopäden und Studierende der Logopädie an Hochschulen kommunikative Kompetenzen erwerben. Welches Wissen den Lernenden vermittelt werden sollte und wie der Theorie-Praxis-Transfer auf der Basis von wissenschaftlichen Theorien erfolgen kann, macht das Konzept „Kommunikative Kompetenzen in der Logopädie" deutlich. Es zeigt auf welche Lernziele ein Curriculum für angehende Logopädinnen enthalten sollte, welche bisher fehlen und bietet mit seinen Modulen mit kompetenzorientierten Lernzielen, einem an die logopädische Ausbildung adaptierten Kompetenzmodell, einer Taxonomie zur Entwicklung von kommunikativen Kompetenzen, ein Modell zur Umsetzung in der Ausbildung an Berufsfachschulen und in Studiengängen der Logopädie an Hochschulen.

Dieses Buch möchte mit dem Konzept, das auf Basis der Ergebnisse der Experteninterviews erstellt wurde, die Lehrenden bei der Umsetzung in die Lehre unterstützen, aber auch den bereits tätigen Logopädinnen und Logopäden einen Einblick geben, welche kommunikativen Kompetenzen sie für ihren Berufsalltag für eine professionelle Kommunikation (noch) erwerben könnten.

Es bleibt zu wünschen, dass kommunikative Kompetenzen verstärkt in den Fokus von Lehrenden an Berufsfachschulen und an Hochschulen, aber auch von Logopädinnen und Logopäden in den logopädischen Praxen, in Einrichtungen und Kliniken rücken, damit Gespräche mit Patienten, Eltern, Angehörigen, Kolleginnen und Kollegen, mit allen mit denen wir tagtäglich kommunizieren, gelingen, denn eine professionelle Kommunikation ist der Schlüssel zu unserem Erfolg. Sie wirkt sich auch auf unsere berufliche Zufriedenheit aus.

Abschließend möchte ich mich noch bei meinen Schülerinnen und Schülern sowie bei meinen Studierenden für die vielfältigen und interessanten Erfahrungen, die ich im Rahmen meiner Lehrtätigkeit sammeln durfte bedanken. Sie haben entscheidend zu meinen Fragestellungen und damit zur Entwicklung meines Konzeptes beigetragen.

Danken möchte ich auch ganz herzlich meinen Freundinnen und meinen Kolleginnen und Kollegen, für die wertvollen Anregungen und die motivierende Unterstützung, besonders bei Susanne, Rita und Anna.

Mein besonderer Dank gilt meinem Mann und meinem Sohn für ihre Unterstützung und für die Zeit, die sie mir für mein Studium und für das Schreiben geschenkt haben, damit ich meinen Traum verwirklichen konnte.

April 2020

Ursula Herter-Ehlers

Genderhinweis

In dieser Masterarbeit werden, soweit möglich, geschlechtsneutrale Begriffe (Lernende, Lehrende) verwendet. Ansonsten wird bei Personenbezeichnungen die männliche Form benutzt. Um dem deutlich höheren Anteil an Frauen in der Logopädie gerecht zu werden, wird die Berufsbezeichnung Logopädin und Therapeutin verwendet, grundsätzlich sind jedoch beide Geschlechter gemeint.

# Inhaltsverzeichnis

# Abbildungsverzeichnis

# Tabellenverzeichnis

# Abkürzungsverzeichnis

| | |
|---|---|
| BDSL | Bundesverband deutscher Schulen für Logopädie |
| BfS | Berufsfachschule für Logopädie |
| BMBF | Bundesministerium für Bildung und Forschung |
| BMG | Bundesgesundheitsministerium für Gesundheit |
| bzw. | beziehungsweise |
| dbl | Deutscher Bundesverband für Logopädie e.V. |
| HRK | Hochschulrektorenkonferenz |
| ICF | Internationale Klassifikation der Funktionsfähigkeit, Behinderung und Gesundheit |
| ISB | Staatsinstitut für Schulqualität und Bildungsforschung München |
| LogopG | Gesetz über den Beruf des Logopäden |
| LogAPrO | Ausbildungs- und Prüfungsordnung für Logopäden |
| TA | Transaktionsanalyse |
| TZI | Themenzentrierte Interaktion |
| SSES | Spezifische Sprachentwicklungsstörungen |
| UE | Unterrichtseinheiten |
| WHO | World Health Organization (Weltgesundheitsorganisation) |

# Abkürzungsverzeichnis

# Anlagenverzeichnis

# 1 Einleitung

Das Fachwissen spielt keine Rolle, es ist nicht relevant, was man weiß, wenn man nicht in der Lage ist sein Wissen zu kommunizieren (vgl. van Dalen 2005: vii). Um dem Gesprächspartner sein Fachwissen vermitteln zu können, ist eine professionelle Kommunikationsfähigkeit erforderlich. Das gilt auch für die Kommunikation von Logopädinnen[1] mit Patienten und deren Angehörigen, mit Kollegen und allen anderen, mit denen sie in ihrem Berufsalltag sprechen. Oertle und Beck teilen die Auffassung von van Dalen, dass Fachkompetenz allein für eine erfolgreiche Therapie nicht ausreichend ist, da sich ein großer Teil der logopädischen Arbeit in einem interaktiven Kontext abspielt (vgl. Oertle, Beck 2014: 313). In der Interaktion mit Patienten sind neben Fachwissen vor allem interaktive und kommunikative Aspekte entscheidend (vgl. Klemme et al. 2014: 22ff.). Dehn-Hindenberg, die im Rahmen einer Studie die Bedürfnisse der Patienten in der Logopädie untersucht hat, bestätigt die Relevanz von kommunikativen Kompetenzen für den Erfolg der logopädischen Therapie. Die Studie zeigt, dass für Patienten die Qualität der Kommunikation zwischen Therapeutin und Patient von zentraler Bedeutung für die Bewältigung der Störung und das Verständnis des Therapieverlaufs ist und den Therapieerfolg maßgeblich beeinflusst (vgl. Dehn-Hindenberg 2010: 19). Neben der therapeutischen Arbeit mit den Patienten ist auch die Zusammenarbeit im logopädischen Team und die interdisziplinäre Zusammenarbeit mit anderen Gesundheitsberufen ein wesentliches Merkmal logopädischer Tätigkeit (vgl. dbl 2010: 4). Die kooperative, interdisziplinäre Zusammenarbeit gewinnt angesichts der zunehmenden Komplexität in der Gesundheitsversorgung erheblich an Bedeutung (vgl. Oelke 2007: 33). Zu den therapierelevanten Entwicklungen im Gesundheitswesen zählen die demografischen Veränderungen, die Zunahme chronisch-degenerativer Erkrankungen, der Aufbau integrierter Versorgungssysteme sowie die gezielte Patientenorientierung (vgl. Walkenhorst 2006: 107). Aus diesem Grund haben in der intra- und interdisziplinären Zusammenarbeit professionelle kommunikative Kompetenzen ebenfalls einen hohen Stellenwert, insbesondere im Hinblick auf eine optimale Patientenversorgung (vgl. HRK 2017b: 8). Im Zeitalter von Globalisierung und Migration wird auch die interkulturelle Kommunikation in der logopädischen Arbeit immer wichtiger (vgl. Erll, Gymnich 2015: 5). Unter Berücksichtigung der steigenden Zahl an Menschen mit Migrationshintergrund ist es notwendig der interkulturellen Kommunikation, auch im Tätigkeitsfeld der Logopädie, zunehmend Aufmerksamkeit zu schenken (vgl. Beushausen 2009: 337).

---

[1] In dieser Masterarbeit werden, soweit möglich, geschlechtsneutrale Begriffe (Lernende, Lehrende) verwendet. Um dem deutlich höheren Anteil an Frauen in der Logopädie gerecht zu werden, wird die Berufsbezeichnung Logopädin und Therapeutin verwendet, grundsätzlich sind jedoch beide Geschlechter gemeint. Ansonsten wird bei Personenbezeichnungen die männliche Form benutzt, um die Lesbarkeit zu erleichtern.

Kommunikative Kompetenzen stehen im Mittelpunkt der logopädischen Tätigkeit und haben einen hohen Stellenwert im logopädischen Berufsalltag, daher sollten sie bereits in der Ausbildung zur Logopädin erworben werden. Der gesetzliche Rahmen für die Ausbildung zur Logopädin ist durch das seit 1980 bestehende Gesetz über den Beruf des Logopäden (LogopG) und die Ausbildungs- und Prüfungsordnung (LogAPrO) geregelt. In der Ausbildungs- und Prüfungsordnung werden die Lerninhalte, die Dauer, der Umfang sowie die institutionelle Verortung beschrieben (vgl. Ständige Konferenz der Logopädenlehranstaltsleitungen und Fachtagung der Lehrlogopäden 1993). Allerdings ist die Ausbildungs- und Prüfungsordnung veraltet, da sie seither nicht mehr überarbeitet worden ist. Aus Sicht von Rausch et al. ist eine Anpassung überfällig und aktuelle Entwicklungen wie die Kompetenzorientierung sollten berücksichtigt werden (vgl. Rausch et al. 2014: 4). Die Ausbildungs- und Prüfungsordnung enthält zwar einige Inhalte in Bezug auf kommunikative Fähigkeiten, insbesondere im Fach Sprecherziehung, sie ist aber fächerorientiert gestaltet und beschreibt keine Kompetenzen. Sowohl für die intra- und interdisziplinäre Zusammenarbeit, als auch für die interkulturelle Kommunikation sind keine Lernziele im Bereich Kommunikation beschrieben (vgl. Ständige Konferenz der Logopädenlehranstaltsleitungen und Fachtagung der Lehrlogopäden 1993: 99f.). Notwendig sind daher eine Aktualisierung und Kompetenzorientierung der Ausbildungsinhalte. Auch aus Sicht des Deutschen Bundesverband für Logopädie (dbl) muss das nicht mehr zeitgemäße Curriculum, an die veränderten Anforderungen in der Patientenversorgung und die zunehmende Komplexität im Gesundheitswesen, angepasst werden (vgl. dbl 2016: 1). Unklar ist allerdings bisher in welchem Rahmen die Ausbildung zur Logopädin in Zukunft erfolgen wird, da die erforderliche Umstellung des Bildungskonzepts mit der gleichzeitig stattfindenden Akademisierung in Einklang gebracht werden muss (vgl. Pahn et al. 2010: 34).

Aktuell findet die Ausbildung überwiegend an Berufsfachschulen für Logopädie statt. Zusätzlich ermöglicht die seit 2009 in das Gesetz über den Beruf des Logopäden (LogopG) eingefügte Modellklausel den direkten akademischen Zugang zur Primärqualifikation als Logopädin (vgl. Bundesgesetzblatt Jg. 2009). Die seither in verschiedenen Bundesländern erprobten sechs primärqualifizierenden Modellstudiengänge wurden alle positiv evaluiert (vgl. dbl 2016: 1). Nach dem geplanten Ende der Geltung der Modellklausel am 31.12.2021 (vgl. BMG 2016) wäre aus Sicht des dbl eine Novellierung des Berufsgesetzes eine konsequente Folge (vgl. dbl 2016: 1). Im Jahr 2021 soll entschieden werden, ob die Berufsfachschulausbildung durch eine akademische Ausbildung ersetzt wird. In diesem Fall müsste das Berufsgesetz geändert und das Curriculum angepasst werden. Unabhängig davon in welchem Rahmen die Ausbildung erfolgt, sind sozial-kommunikative Kompetenzen essenziell für Logopädinnen.

Tewes betrachtet professionelle Kommunikation als ein hochspezialisiertes Expertenhandeln und als Basiskompetenz (vgl. Tewes.2015: 4). Wesentlich ist deshalb, dass angehende Logopädinnen bereits in ihrer Ausbildung, auf der Grundlage wissenschaftlicher Theorien, lernen eigenverantwortlich und selbstständig sowohl im Therapieprozess mit Patienten und Angehörigen als auch im intra- und interdisziplinären Team, professionell zu kommunizieren (vgl. Rausch et al. 2014: 10).

Das Ziel der vorliegenden Arbeit ist daher im Rahmen einer qualitativen Untersuchung zu klären, welche kommunikativen Kompetenzen die Lernenden aus Sicht der Lehrenden in ihrer Ausbildung zur Logopädin für eine erfolgreiche, professionelle Kommunikation in ihrem zukünftigen Berufsalltag erwerben sollten. Aus den Ergebnissen der Experteninterviews mit Lehrenden und den daraus abgeleiteten Kategorien soll ein Konzept zum Ausbildungsinhalt „Kommunikative Kompetenzen in der Logopädie" entwickelt werden. Die Inhalte des Konzeptes könnten in ein neues Berufsgesetz für die Ausbildung zur Logopädin mit einem aktualisierten Curriculum aufgenommen werden und ihren Platz in einer Rahmenstudienordnung zur Ausbildung von Logopädinnen an Hochschulen und/oder auch in einer neuen Ausbildungs- und Prüfungsordnung für Berufsfachschulen finden.

Im folgenden Kapitel zwei wird der theoretische Hintergrund erläutert und grundlegende Begriffe wie Kommunikation und kommunikative Kompetenzen erklärt. Die Anforderungen an kommunikative Kompetenzen von Logopädinnen sowie der Zusammenhang zur klinisch-praktischen Ausbildung werden dargestellt. Es wird aufgezeigt welche kommunikativen Kompetenzen, sowohl im Therapieprozess in der Interaktion von Therapeutin und Patient, als auch in der intra- und der interdisziplinären Zusammenarbeit für eine erfolgreiche Kommunikation erforderlich sind. Die Bedeutung der interkulturellen Kommunikation in der logopädischen Arbeit und die damit verbundenen Anforderungen an Logopädinnen werden ebenfalls deutlich gemacht. Im dritten Kapitel werden wichtige Aspekte für den Erwerb von kommunikativen Kompetenzen in der Ausbildung erläutert und die Bedeutung von Kompetenzentwicklungsmodellen, Selbstreflexions- und Selbstlernkompetenz für die Entwicklung von kommunikativen Kompetenzen im Verlauf der Ausbildung zur Logopädin beschrieben. Im vierten Kapitel werden die Zielsetzung und die Forschungsfrage vorgestellt sowie die Auswahlkriterien für die Studienteilnehmer, das Forschungsdesign und der Auswertungsvorgang der Experteninterviews mit der qualitativen Inhaltsanalyse nach Mayring erläutert. Anschließend erfolgt im fünften Kapitel die Ergebnisdarstellung anhand der Daten aus den Interviews. Das Kapitel sechs beinhaltet die Interpretation der Ergebnisse und die Methodenkritik im Hinblick auf die Untersuchungsergebnisse. Im siebten Kapitel wird das Konzept „Kommunikative Kompetenzen in der Logopädie" dargestellt. Die Zusammenfassung und Schlussfolgerung, mit einem Ausblick auf die Zukunft, bilden den Abschluss der Arbeit.

# 2 Kommunikation

Kommunikation ist eine zentrale Größe für Menschen, denn persönliche Beziehungen, soziales Leben und beruflicher Erfolg, aber auch die Identität als Person, hängen stark von der Fähigkeit ab, kommunizieren zu können (vgl. Brauer, Tesak 2010: 11). Kommunikation bedeutet, dass wir mit anderen etwas Gemeinsames machen und uns mitteilen (vgl. Bartsch, Marquart 1999: 9). Kommunizieren bedeutet Kontakt mit anderen einzugehen und das ist eines der wesentlichsten Dinge menschlicher Existenz (vgl. Delfos 2015: 12). Das Miteinandersprechen ist allerdings ein hochkomplexes Geschehen. Insbesondere wenn es zu Missverständnissen und Störungen kommt, wird die Komplexität von Kommunikation deutlich (vgl. Mönnich, Jaskolski 1999: 11). Kommunikation ist ein wechselseitiger Prozess, denn Sender- und Empfängerrollen wechseln sich ab und es gibt in Kommunikationssituationen auch Rückkopplungen und Rückmeldungen (vgl. Nünning, Zierold 2012: 28). Im Kommunikationsprozess sendet der Sprecher neben sprachlichen Zeichen, auch verschiedene nichtsprachliche Signale und der Zuhörer, der diese Signale empfängt, wird in seinem Kommunikationsverhalten von diesen nichtsprachlichen Signalen beeinflusst, auch wenn dies meist nicht bewusst geschieht (vgl. Allhoff, Allhoff 2014: 19). Der Empfänger versucht das Gesagte zu verstehen und bewertet die von ihm mitkonstruierte Botschaft bewusst oder unbewusst und reagiert über den reinen Interpretations- und Verständnisprozess hinaus (vgl. Nünning, Zierold 2012: 28). Das Miteinandersprechen ist nach Geißner „eine intentionale, wechselseitige Verständigungshandlung mit dem Ziel etwas zur gemeinsamen Sache zu machen bzw. etwas gemeinsam zur Sache zu machen." (Geißner 1981: 45). So erfordert erfolgreiche Kommunikation ein großes Repertoire an Kompetenzen, die gleichzeitig und abhängig von Situation und Kontext in unterschiedlicher Gewichtung eingesetzt werden (vgl. Nünning, Zierold 2012: 96).

## 2.1 Kommunikative Kompetenzen

Gelingende Kommunikation ist eine zentrale Grundlage für unser Handeln (vgl. Tewes 2015: VII). Kommunikative Kompetenzen gelten daher als Schlüsselkompetenzen im menschlichen Miteinander (vgl. Allhoff 2001a: 9). In der Interaktion mit unseren Gesprächspartnern sollten wir in der Lage sein kommunikative Prozesse zielgerichtet, kooperativ und wirksam zu gestalten (vgl. Arnold 2013: 29). Notwendig ist zunächst ein grundlegendes theoretisches Verständnis von Kommunikationsprozessen, um dies in unterschiedlichen Situationen flexibel einsetzen zu können (vgl. Nünning, Zierold 2012: 6). Das Wissen um kommunikationstheoretische Grundlagen ermöglicht die Analyse der Kommunikation zur Klärung der Situation bei Missverständnissen oder Konflikten. Die persönliche Haltung und die Einstellung gegenüber dem Gesprächspartner ist nach Meinung von Rogers ebenfalls eine wesentliche Bedingung für den Erfolg der Kommunikation. Für ihn sind ein sensibles und einfühlendes Verstehen, eine bedingungsfreie Akzeptanz der

U. Herter-Ehlers, *Kommunikative Kompetenzen in der Logopädie*, Best of Therapie, https://doi.org/10.1007/978-3-658-31044-8_2

Patienten und die Kongruenz von Therapeuten eine wesentliche Grundlage für eine erfolgreiche Therapie (vgl. Rogers 2013: 23ff.). Der wertschätzende Umgang und die Perspektivübernahme sind grundlegende Voraussetzungen für einen gelingenden Kontakt mit dem Gesprächspartner. Gesprächsführungskompetenzen gehören ebenfalls zu den kommunikativen Kompetenzen.

Um Gespräche erfolgreich gestalten zu können, sind die Vorbereitung und die klare Strukturierung des Gesprächs notwendig, denn dies ermöglicht es im Gesprächsverlauf den Überblick und die Orientierung zu behalten (vgl. Fischer-Epe 2013: 42). In Gesprächen kommt es auch immer wieder zu Missverständnissen. Wichtig ist daher, dass es den Gesprächspartnern gelingt die Gesprächssituation aus einer distanzierten Perspektive zu betrachten und miteinander über ihre Kommunikation zu sprechen, um Missverständnisse zu klären (vgl. Sciborski 2009: 126). Watzlawick et al. prägten in diesem Zusammenhang den Begriff „Metakommunikation" (vgl. Watzlawick et al. 2011: 60). Spiecker-Henke bezeichnet die Metakommunikation daher als eine der wichtigsten Fähigkeiten menschlicher Kommunikation (vgl. Spiecker-Henke 2014: 39). Die gezielte Nutzung von Gesprächsführungstechniken, das aktive Zuhören und das Paraphrasieren sind ebenfalls wichtige Gestaltungsmittel eines Gesprächs (vgl. Kanitz, Scharlau 2009: 28f.). Das Einsetzen von Fragetechniken ist hilfreich, um gezielte Informationen zu erhalten und die Perspektive des Gesprächspartners kennenzulernen (vgl. ebd.: 43f.). Auch Körpersprache und Stimme beeinflussen ein Gespräch. Von großer Bedeutung ist die Körpersprache als nonverbales Ausdrucksmittel, denn eine zugewandte Körperhaltung, eine angemessene Gestik und ein adäquater Blickkontakt sorgen für eine wertschätzende Gesprächsatmosphäre in der der Gesprächspartner sich angenommen fühlt (vgl. ebd.: 84ff.). Die Stimme, als paraverbales Ausdrucksmittel, vermittelt dem Zuhörer wie etwas gemeint ist. Ein adäquates am Gesprächspartner orientiertes Sprechtempo und eine klare Aussprache beeinflussen die Verständlichkeit des Gesagten positiv (vgl. ebd.: 92ff.). Dazu gehört es auch, die Sprache dem Kommunikationspartner und dem Kontext entsprechend zu wählen (vgl. Elzer 2009: 66). Die Fachsprache sollte, soweit wie möglich, allgemein verständlich übersetzt werden (vgl. Schäffner 2015: 518).

Kommunikative Kompetenzen spiegeln sich auf vielen Ebenen wider, in der persönlichen Haltung und Einstellung, dem Umgang mit Gefühlen und Beziehungen, der nonverbalen Kommunikation, der strukturierten Gesprächsführung, den Gesprächsführungstechniken und den sprachlichen Kompetenzen (vgl. Tewes 2015: 112). Kommunikative Kompetenzen fungieren aus Sicht von Elzer als Verbindungsebene zwischen der Fach-, Methoden-, und Sozialkompetenz sowie der persönlichen Kompetenz[2] auf der einen und der professionellen Handlungskompetenz auf der anderen Seite (vgl. Elzer 2009: 65f.), (siehe Abbildung 1).

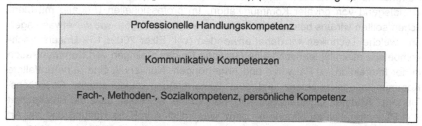

Abbildung 1: Kommunikative Kompetenzen als Verbindungsebene (nach Elzer 2009: 66f.)

Kommunikative Kompetenzen beeinflussen alle anderen Kompetenzen und sind der Schlüssel, der gemeinsam mit den vier Basiskompetenzen Fach-, Methoden-, und Sozialkompetenz sowie der persönlichen Kompetenz zur Entwicklung von professioneller Handlungskompetenz im Berufsalltag führt (siehe Abbildung 2).

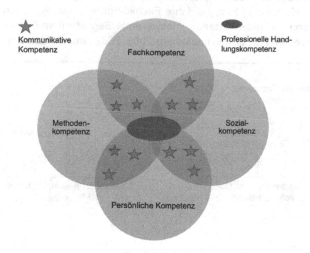

Abbildung 2: Modell der kommunikativen Kompetenzen (nach Elzer 2009: 66)

---

[2] Die persönliche Kompetenz, die Elzer im Zusammenhang von Fach-, Methoden- und Sozialkompetenz nennt, wird von anderen Autoren auch als Personale Kompetenz bezeichnet (vgl. Deutscher Qualifikationsrahmen für Lebenslanges Lernen (DQR) 2011: 3; vgl. Springer, Zückner 2006: 9).

## 2.2  Kommunikative Kompetenzen in der Logopädie

Kommunikation in Gesundheitsberufen unterscheidet sich aus Sicht von Elzer grundlegend von privater Kommunikation. Im professionellen Umgang mit Menschen sollten wir uns bewusst sein, warum wir etwas sagen, wie wir etwas sagen und welche Techniken wir dabei anwenden (vgl. Elzer 2009: 15). Unsere Fachkompetenz allein bietet noch keine Garantie für das Gelingen von Kommunikation in der Interaktion mit Patienten und Angehörigen. Notwendig sind „eine entfaltete Kommunikationskompetenz und eine Beherrschung zielgerichteter Gesprächsführung." (Büttner, Quindel 2005: VII). Kollbrunner stellt fest, dass die Bereitschaft des Patienten sich zu offenbaren ganz wesentlich durch die Haltung und die Art der Gesprächsführung der Therapeutin beeinflusst wird (vgl. Kollbrunner 2017: 9). Mit der Leitung einer Therapie übernimmt die Logopädin Verantwortung für einen vom Patienten nachvollziehbaren, transparenten und dialogischen Prozess, verbunden mit einem für ihn relevanten und bedeutsamen Ziel (vgl. Bürki et al. 2011: 28). Es ist wichtig die Patienten über Ziele und Vorgehensweise in der Therapie aufzuklären, unsichtbare Zusammenhänge verständlich und nachvollziehbar zu erläutern sowie die aktive Mitarbeit von Patienten und Angehörigen zu sichern (vgl. Hansen 2009: 57). Dehn-Hindenberg sieht die Therapeutin in vielfältiger Weise gefordert. Nicht nur in Bezug auf ihre Fachkompetenz, sondern auch als Beraterin, Zuhörerin und unterstützende, motivierende Begleiterin im Gesundungsprozess von Patienten (vgl. Dehn-Hindenberg 2008: 268), (siehe Abbildung 3).

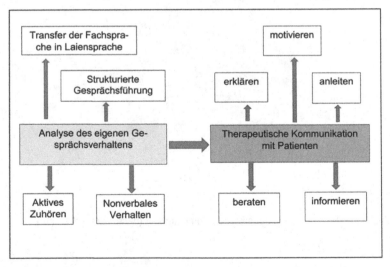

Abbildung 3: Kommunikationsleistungen im Therapiekontext (nach Dehn-Hindenberg
             2010: 44; mit freundlicher Genehmigung des Schulz-Kirchner Verlags)

Patienten und Angehörige erwarten neben Fachwissen, eine auf ihre individuellen Bedürfnisse eingehende Kommunikation und Therapiegestaltung. Sie wollen beraten und informiert werden, wünschen sich aber auch verständliche Erklärungen und nachvollziehbare Übungsanleitungen sowie motivierende Begleitung durch die Therapeutin (vgl. ebd.).

Eine Logopädin muss in der Lage sein, ihr eigenes Gesprächsverhalten zu analysieren, die Fachsprache in eine verständliche, am Patienten orientierte Laiensprache zu transferieren und Gespräche gezielt zu strukturieren. Sie muss aktiv Zuhören und ein angemessenes nonverbales Verhalten einsetzen können. Diese Kommunikationsleistungen stellen hohe Anforderungen an die kommunikativen Kompetenzen einer Logopädin.

### 2.2.1 Kommunikation in der Interaktion mit Patienten

Die Kommunikationsleistungen der Logopädin in der Interaktion mit Patienten lassen sich dem logopädischen Therapieprozess zuordnen. Die Kommunikation steht dabei im Mittelpunkt, da sie entscheidenden Einfluss auf den gesamten Therapieprozess hat. Der Therapieprozess besteht aus fünf Phasen, die auf jedes logopädische Störungsbild anwendbar sind (siehe Abbildung 4).

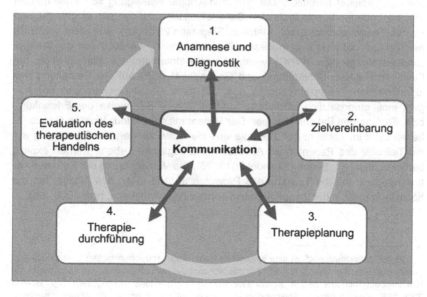

Abbildung 4: Kommunikation im logopädischen Therapieprozess (nach Dehn-Hindenberg 2010: 41, mit freundlicher Genehmigung des Schulz-Kirchner Verlags)

In der ersten Phase erfolgen eine umfassende logopädische Anamnese und Befunderhebung, bei der die Analyse der Kommunikationsstörung des Patienten im Mittelpunkt steht. Der Fokus liegt auf der fachlichen Diagnosestellung und der Erfassung des subjektiven Krankheitsempfindens des Patienten. Im Anamnesegespräch sind Fragen von besonderer Bedeutung, denn durch die richtige Fragestellung kann sich die Logopädin einen Überblick über die Lebenssituation, über das Anliegen und die Ziele des Patienten verschaffen (vgl. Dehn-Hindenberg 2010: 44). Eine am Patienten orientierte, verständliche Kommunikation ist Voraussetzung, um viele relevante Patienteninformationen als Grundlage für die Therapiezielerstellung und die Therapieplanung zu sammeln (vgl. ebd.: 19). Diese erste Phase mit Anamnesegespräch und Diagnostik bildet den Einstieg in den gemeinsamen Therapieprozess. Hier wird die Basis für eine vertrauensvolle Beziehung zwischen Therapeutin und Patient gelegt (vgl. ebd.: 43). Das Gefühl des Patienten von der Therapeutin angenommen zu sein, trägt zur Therapiemotivation und zum Erfolg der logopädischen Behandlung bei (vgl. Hansen 2009: 145).

In der darauffolgenden zweiten Phase des Therapieprozesses findet die gemeinsame Zielvereinbarung mit Patienten statt. Die Ziele der Therapie werden im Sinne einer partizipativen Entscheidungsfindung, dem sogenannten *„shared decision-making"* [3] konkret formuliert. Die gleichberechtigte Beteiligung von Patienten an den sie betreffenden, individuellen Behandlungsentscheidungen ist grundlegend für den Therapieprozess (vgl. Klemme, Siegmann 2015: 26). Aus Sicht von Büttner und Quindel wirkt sich in diesem Zusammenhang, die 2001 von der Weltgesundheitsorganisation (WHO) verabschiedete „Internationale Klassifikation der Funktionsfähigkeit, Behinderung und Gesundheit" (ICF) auf die Gestaltung des logopädischen Therapieprozesses aus. Mit dem Klassifikationsmodell der ICF geht eine grundsätzlich veränderte, ganzheitlichere Sichtweise der Erkrankung bzw. Störung des Patienten einher. Der Patient mit seinen individuellen Gegebenheiten steht im Zentrum der Therapie und die Auswirkungen der Erkrankung auf die Teilhabe des Patienten an Aktivitäten des täglichen Lebens werden explizit berücksichtigt (vgl. Büttner, Quindel 2013: 76). Die Verbesserung der Kommunikationsfähigkeit und die Teilhabe des Patienten an Aktivitäten des Alltags, hat die höchste Priorität in der logopädischen Therapie (vgl. Grötzbach, Iven 2009: 240).

---

[3] *„Shared decision-making"* ist eine spezifische Form der Interaktion zwischen Therapeutin und Patient (vgl. Scheibler, Pfaff 2003: 11). Für das Konzept aus dem amerikanischen Sprachraum hat sich im Deutschen der Begriff „partizipative Entscheidungsfindung" durchgesetzt (vgl. Hoefert 2008: 155). Eine partizipative Entscheidungsfindung erfolgt auf der Basis ausreichender, wechselseitiger Informationen und unter Abwägung von Vor- und Nachteilen verschiedener Behandlungsmöglichkeiten (vgl. ebd.: 157). Jeder Patient muss durch eine umfassende Wissensvermittlung und Beratung in die Lage versetzt werden eine Entscheidung treffen zu können (vgl. Dehn-Hindenberg 2010: 34).

Eine ICF-basierte Vorgehensweise erfordert eine strukturierte, gezielte Gesprächsführung, um die Therapieziele gemeinsam mit dem Patienten festlegen und im Laufe des Therapieprozesses immer wieder neu abstimmen zu können (vgl. Büttner, Quindel 2013: 91). Ausführliche Beratungsgespräche nehmen mehr Raum im Therapieprozess ein und setzen eine gelungene, empathische und patientenorientierte Kommunikation voraus (vgl. ebd.: 80).

In der anschließenden dritten Phase, der Therapieplanung, werden die in Phase eins im Gespräch mit dem Patienten gewonnenen Informationen und die in Phase zwei gemeinsam vereinbarten Therapieziele zur Erstellung der Therapieplanung genutzt. Der Aufbau der Therapie und die Auswahl der Übungen sind am Patienten und seinen Wünschen sowie an dem aus Anamnese und Diagnostik abgeleiteten Ergebnis orientiert. Auf dieser Basis erfolgt die Planung der Therapie ganzheitlich, patientenorientiert und störungsbildspezifisch (vgl. Hammer 2012: 156f.).

Die Umsetzung der Therapieplanung erfolgt im vierten Schritt im Rahmen der Therapiedurchführung. In dieser Phase stehen die Anleitung, die Motivation und die Reflexion mit dem Patienten im Vordergrund. Empathie, Wertschätzung und aktives Zuhören ermöglichen es, eine angemessene Interaktion zwischen Therapeutin und Patient aufzubauen. Durch die dadurch geschaffene Vertrauensbasis kann der Patient motiviert werden sich engagiert zu beteiligen (vgl. Beushausen 2009: 18). Die Perspektivübernahme und die Anpassung der Kommunikation an den Patienten und seine Kommunikationsstörung sind die Grundlagen für das Gelingen gemeinsamer Verständigung bei der Durchführung der Therapie (vgl. Dehn-Hindenberg 2010: 38). Die Logopädin ist Expertin für die therapeutische Kommunikation mit dem Patienten. Sie leitet ihn bei den Übungen an, erklärt den Handlungsablauf, gibt gezielte Hilfestellungen, motiviert und ermutigt. Der Patient erhält klare, präzise Rückmeldungen bei der Umsetzung der Übungen und seine Erfahrungen sowie die gewonnenen Erkenntnisse werden gemeinsam reflektiert (vgl. Hansen 2009: 383). Die Qualität der Kommunikation nimmt auch in der Phase der Therapiedurchführung großen Einfluss auf das Verhältnis zwischen Therapeutin und Patient. Eine gelungene Kommunikation fördert die Kooperationsbereitschaft des Patienten und die Übernahme von Eigenverantwortung im Therapieprozess (vgl. Hammer 2013: 90).

In der fünften Phase erfolgen die Bewertung und die Evaluation des therapeutischen Handelns, um die Wirksamkeit der vorgenommenen Interventionen zu überprüfen. Die Zielerreichung wird gemeinsam mit dem Patienten reflektiert und bewertet. Zu diesem Zeitpunkt wird die Therapie entweder abgeschlossen oder es erfolgt gemeinsam mit dem Patienten die Planung weiterer Maßnahmen und der logopädische Therapie- und Gesprächsprozess beginnt von neuem (vgl. Dehn-Hindenberg 2010: 58).

2.2.2  Kommunikation in der intra- und der interdisziplinären Zusammenarbeit

Im Gesundheitswesen vollziehen sich weitreichende Veränderungen. Zum einen führt der wissenschaftlich-technische Fortschritt in allen Bereichen der Gesundheitsversorgung zu neuen Diagnose- und Therapiemöglichkeiten. Zum anderen eröffnen sich durch die schnell fortschreitende Digitalisierung neue Möglichkeiten der Versorgung im Gesundheitswesen. Teledienste, e-Health oder Medizin 4.0 sind neue Formen der Gesundheitsversorgung, die auch die Interaktion aller im Gesundheitsversorgungssystem tätigen Berufsgruppen verändern (HRK 2017a:    3). Der demografische Wandel der Gesellschaft hat ebenfalls weitreichende Folgen für die Gesundheitsversorgung der Bevölkerung, denn die Alterung der Gesellschaft bringt die Zunahme chronisch-degenerativer Erkrankungen und Multimorbidität mit sich (vgl. Schaeffer, Schmidt-Kaehler 2012: 14). Der daraus resultierende veränderte Versorgungsbedarf und die neuen Versorgungsstrukturen führen zu komplexen und neuen Aufgaben im Gesundheitswesen (vgl. Walkenhorst 2015: 569). Aufgrund der skizzierten Entwicklungen und der veränderten Strukturen im Gesundheitswesen erhöhen sich die Anforderungen an ein kooperatives, interdisziplinäres Arbeiten (dbl 2016: 3). Die intra- und interprofessionelle Zusammenarbeit erfordert neben Wissen über Funktionsweisen eines Teams auch Kenntnisse in professioneller Kommunikation (vgl. HRK 2017b: 3). Nach Meinung von Tewes ist die Kommunikation eine der wichtigsten Grundlagen für die Arbeit im Gesundheitswesen, denn die Qualität der Kommunikation in der Zusammenarbeit prägt den Arbeitsalltag und beeinflusst die Qualität der gemeinsamen Arbeit nachhaltig. Eine klare, wertschätzende und zielgerichtete Kommunikation in der interdisziplinären Arbeit ist sowohl für die Sicherheit bei der Versorgung der Patienten, als auch im Hinblick auf die Berufszufriedenheit essenziell (vgl. Tewes 2015: VII). Erforderlich sind Kommunikations- und Teamfähigkeit sowie Präsentations- und Moderationstechniken (vgl. Bröckel 2005: 86). Die Anforderungen in der intra- und interdisziplinären Zusammenarbeit, im Hinblick auf kommunikative Kompetenzen, wirken sich auch auf die Tätigkeit von Logopädinnen aus. Sie müssen den unterschiedlichen Anforderungen gerecht werden, die die diversen Rollen, die sie im Berufsalltag einnehmen, verlangen. Die Rolle als Therapeutin in der Interaktion mit Patienten erfordert andere kommunikative Kompetenzen als zum Beispiel der Informationsaustausch im logopädischen Team oder mit Therapeutinnen anderer Fachdisziplinen (vgl. Metzenthin et al. 2015: 448). Logopädinnen benötigen kommunikative Kompetenzen aber nicht nur für die intra- und interprofessionelle Zusammenarbeit im Krankenhaus oder in Rehabilitationseinrichtungen, sondern auch als Praxisinhaberinnen oder als Lehrende an Berufsfachschulen oder Hochschulen. Die gemeinsame Kommunikation im Team dient zum Mitteilen von Informationen, zum Diskutieren von Fachfragen, zum Präsentieren von Falldarstellungen von Patienten, zum Moderieren von Teamsitzungen, zum Lösen von Problemen und zur Klärung von Konflikten (vgl. Tewes 2015: 6). Dies erfordert vielfältige kommunikative Kompetenzen, insbesondere im Bereich der rhetorischen Kommunikation. So stellen kommunikative Kompetenzen in der intra- und interprofessionellen Zusammenarbeit eine zunehmend stärker formulierte Anforderung an das Qualifikationsprofil von Logopädinnen dar (vgl. Walkenhorst 2015: 569). Unprofessionelle Kommunikation belastet alle im Gesundheitsversorgungssystem tätigen Berufsgruppen und hat Auswirkungen auf die Berufszufriedenheit und damit auf den Krankenstand und die Fluktuation sowie die Fehlerhäufigkeit in Behandlungen. Eine kooperative, professionelle Kommunikation in der intra- und interdisziplinären Zusammenarbeit wird damit zu einem ökonomischen Faktor (vgl. Tewes 2015: VII). Der Erwerb von kommunikativen Kompetenzen in der intra- und interdisziplinären Zusammenarbeit ist deshalb auch für Logopädinnen essenziell.

### 2.2.3 Interkulturelle Kommunikation in der Logopädie

Vielfältige Herausforderungen für die in der Gesundheitsversorgung Tätigen ergeben sich aber nicht nur aus dem demografischen Wandel und dem wissenschaftlich-technischen Fortschritt, die zu einer gestiegenen Bedeutung der intra- und interprofessionellen Kommunikation in der Zusammenarbeit mit anderen Berufsgruppen geführt haben. Mit der steigenden Anzahl an Menschen mit Migrationshintergrund wachsen auch die Anforderungen an interkulturelle Kompetenzen in der therapeutischen Arbeit (vgl. HRK 2017a: 3). Aufgrund der zunehmenden Multikulturalität im (Berufs-) Alltag bildet sich nach und nach das Bewusstsein heraus, dass der Umgang mit Angehörigen anderer Kulturen spezifische Einstellungen und Fähigkeiten erfordert (vgl. Erll, Gymnich 2015: 6). Lewis hat die Herausforderungen in der interkulturellen Kommunikation so formuliert: „When the speaker and listener are from different cultures, the odds against an accurate interpretation of the message are great." (Lewis 2008: xix). Die Chance, dass es zwischen Gesprächspartnern aus verschiedenen Kulturen zu Missverständnissen bei der Interpretation des Gesagten kommt ist groß, denn Gebräuche, Traditionen und die verschiedenen Kommunikationsstile in den einzelnen Ländern erschweren die Verständigung unter Umständen enorm (vgl. ebd.). Für eine gelingende Verständigung im interkulturellen Kontext ist es wichtig die Unterschiede zwischen den Kulturen zu kennen. Der entscheidende Schritt danach ist die Akzeptanz der Gleichwertigkeit dieser Unterschiede und die daraus resultierende Konsequenz ist ein angemessenes Verhalten (vgl. Allhoff, Allhoff 2014: 246). Aus Sicht von Allhoff und Allhoff führt der Respekt vor dem kulturgeprägten Verhalten des anderen und seinem Wertesystem zu gegenseitiger Achtung und Wertschätzung. Das Wissen um die kulturellen und kommunikativen Besonderheiten erleichtert die Verständigung (vgl. ebd. 245). Kenntnisse der in der anderen Kultur gesprochenen Sprache sind allerdings keine unabdingbare Voraussetzung für eine erfolgreiche Kommunikation (vgl. Erll, Gymnich 2015: 14). Die nonverbale Sprache spielt bei der gemeinsamen Verständigung häufig eine viel entscheidendere Rolle. So basiert die menschliche Kommunikation zwar auf der verbalen Sprache, ist aber noch viel stärker mit der Körpersprache verbunden, als uns in der Regel bewusst ist. Das nonverbale Verhalten ergänzt häufig die Bedeutung der verbalen Äußerungen, vermittelt manchmal aber auch widersprüchliche Botschaften (vgl. Morajko 2001a:

132). Die nonverbale Kommunikation kann deshalb im Gespräch mit Menschen aus anderen Kulturen zu Missverständnissen und damit zu Konflikten führen, weil es oft an Bewusstsein für die kulturelle Variabilität nonverbaler Signale mangelt (vgl. Erll, Gymnich 2015: 110). Auch die Nutzung von Metakommunikation, also das explizite Ansprechen von Problemen als Kommunikationsstrategie zur Konfliktlösung, ist in der interkulturellen Kommunikation nur sehr bedingt möglich, denn kulturelle Regeln bestimmen, ob Konflikte, Meinungsverschiedenheiten und Gefühle überhaupt angesprochen werden können (vgl. Erll, Gymnich 2015: 144). Metakommunikation ist in vielen Situationen nicht angemessen, da sie die Höflichkeitsregeln einer Kultur verletzen kann und daher entweder ergebnislos bleibt oder aber den Gesprächspartner unter Umständen verunsichert oder sogar irritiert (vgl. ebd.). Interkulturelle Kommunikation weist eine hohe Komplexität auf und erfordert Wissen über Funktionsweisen von Kulturen und deren mögliche Auswirkungen in der Kommunikation (vgl. Erll, Gymnich 2015: 12). Vor diesem Hintergrund ist ein vom Bewusstsein über die vielfältigen Einflussfaktoren gestaltetes Kommunikations- und Gesprächsverhalten eine wesentliche Voraussetzung für eine gelingende Verständigung.

Die interkulturelle Kommunikation sollte nach Meinung von Beushausen aufgrund der steigenden Anzahl an Patienten mit Migrationshintergrund auch im Tätigkeitsfeld der Logopädie verstärkt in den Fokus rücken (vgl. Beushausen 2009: 337). Notwendig ist eine kultursensible Sprachtherapie, die kulturspezifische Unterschiede berücksichtigt (vgl. ebd.). Dies sind zum Beispiel die kultur-spezifische Ethik, die unterschiedlichen Kommunikationsstile, das kulturgeprägte Zeitverständnis oder die Begrüßungsrituale. Aber auch der kulturbedingte Umgang mit Gesundheit und Krankheit, das andere Rollenverständnis in der jeweiligen Gesellschaft sowie Essgewohnheiten und Speisen sind für die logopädische Tätigkeit relevant (vgl. ebd.: 334). Beushausen hält sowohl die Integration von Inhalten zur interkulturellen Kommunikation in ein Curriculum für die Ausbildung zur Logopädin, als auch die Weiterbildung von Logopädinnen zum Thema „Interkulturelle Kommunikation" für erforderlich (vgl. ebd.: 337). Eine logopädische Therapie, die die Gepflogenheiten und Bedürfnisse von Menschen aus anderen Kulturen empathisch berücksichtigt, stellt hohe Anforderungen an die kommunikativen Kompetenzen von Therapeutinnen.

# 3 Kompetenzerwerb

Um den veränderten Anforderungen an die kommunikativen Kompetenzen im logopädischen Tätigkeitsfeld (vgl. Kap. 2) gerecht werden zu können, ist der Erwerb dieser Kompetenzen bereits in der Ausbildung zur Logopädin notwendig. Doch was wird unter Kompetenz verstanden und woran ist sie erkennbar? Erpenbeck und Sauter bezeichnen Kompetenz als Fähigkeit zum selbstorganisierten, kreativen Handeln unter Unsicherheit (vgl. Erpenbeck, Sauter 2015: VII). Kompetenz ermöglicht uns Situationen im beruflichen Kontext flexibel und zielorientiert zu gestalten und zeigt sich in konkreten, wirkungsvollen Handlungen in einer komplexen Umwelt (vgl. Krewer, Merkle 2011: 8). Entscheidend ist die Erkenntnis, „... dass wir Kompetenz im Sinn von Können nicht einfach besitzen, sondern im Handlungsverlauf erst herstellen - durch die Integration von Wissen auf das Handlungsziel hin." (Fischer 2010: 245). Kompetenzen entwickeln sich in einem Reifungsprozess über einen längeren Zeitraum hinweg (vgl. Krewer, Merkle 2011: 8). Allerdings sind Kompetenzen Dispositionsbestimmungen und nicht direkt prüfbar, sondern nur aus der Realisierung der Dispositionen erschließ- und evaluierbar (vgl. Erpenbeck, Heyse 2007: 29). Zur Überprüfung müssen also in der Ausbildung Handlungssituationen geschaffen werden, in denen die Lernenden ihre Kompetenzen in der Auseinandersetzung mit unterschiedlichen Aufgaben zeigen können (vgl. Kaufhold 2006: 22f.). Heyse macht deutlich, dass sich Kompetenzen nicht durch reine Informationsvermittlung oder durch Auswendiglernen entwickeln. Notwendig sind aus seiner Sicht „Möglichkeiten eines ‚learning by doing' unter Supervision von geschulten Lehrenden mit nachfolgendem individuellem Feedback." (Heyse 2014: 202). Erst bei der Lösung von Problemen, die bei Aufgaben in der Praxis auftreten, können die Lernenden die Herausforderungen überwinden, die für die Entwicklung von Kompetenzen notwendig sind (vgl. Erpenbeck, Sauter 2015: 20). Genau das wird durch die praktische Ausbildung in der Logopädie ermöglicht, denn im Rahmen der Ausbildungssupervision führen die Lernenden eigene Therapien unter Supervision von Lehrenden durch (vgl. dbl 2013: 4f.). Sie erhalten dabei von den Lehrenden Feedback zu ihrem therapeutischen Verhalten (vgl. ebd.: 7). So sollen die Lernenden im Verlauf ihrer Ausbildung alle Kompetenzen entwickeln, die als Grundlage für eine professionelle Handlungskompetenz dienen. Das sind, neben der Fach-, Methoden-, und Sozialkompetenz sowie der persönlichen Kompetenz, auch die kommunikativen Kompetenzen, die nach Elzer als Verbindungsebene zur professionellen Handlungskompetenz fungieren (vgl. Elzer 2009: 65f.; vgl. Kap. 2.2.1).

## 3.1 Kompetenzentwicklungsmodell

Die Entwicklung von Kompetenzen erfolgt in verschiedenen Stufen, ausgehend vom Erwerb des Wissens bis zum kompetenten Handeln in komplexen Situationen. Das Kompetenzentwicklungsmodell von Erpenbeck und Sauter zeigt den zeitlichen und inhaltlichen Ablauf von Kompetenzentwicklung in einem vierstufigen

U. Herter-Ehlers, *Kommunikative Kompetenzen in der Logopädie*,
Best of Therapie, https://doi.org/10.1007/978-3-658-31044-8_3

Prozess (vgl. Erpenbeck, Sauter 2015: 21). In der ersten Stufe erfolgt der Wissensaufbau und daran anschließend in der zweiten Stufe, der Stufe der Qualifikation, die Sicherung des erworbenen Wissens. In der dritten Stufe wird das Wissen angewendet und somit der Transfer in die Praxis ermöglicht. Dies führt dann in der vierten Stufe anhand von realen Herausforderungen zur Kompetenzentwicklung im Arbeitsprozess (vgl. ebd.). Das Kompetenzentwicklungsmodell wurde von der Autorin an den Kompetenzentwicklungsprozess der Lernenden in der logopädischen Ausbildung adaptiert. Die einzelnen Stufen werden nachfolgend erläutert (siehe Abbildung 5).

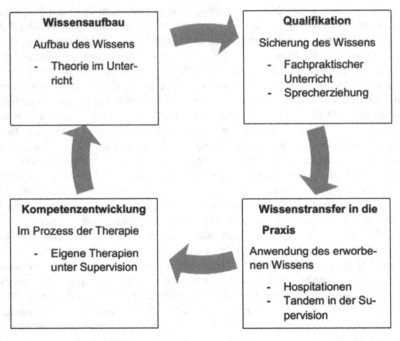

Abbildung 5: Stufen der Kompetenzentwicklung in der Logopädie (nach Erpenbeck, Sauter 2015: 21)

Im ersten Schritt erfolgt zunächst der Wissensaufbau. Die Lerninhalte werden von Dozenten vermittelt und von den Lernenden aufgenommen und verarbeitet (vgl. Erpenbeck, Sauter 2015: 21). Nach Roth kann das vermittelte Wissen erst dann eine Bedeutung erlangen, wenn das Gehirn des Lernenden über ein entsprechendes Vorwissen verfügt, denn Wissen kann nicht einfach übertragen, sondern muss von den Lernenden selbst konstruiert werden (vgl. Roth, Lück 2010: 40). Die Lernenden müssen die angebotenen Informationen selbstständig verarbeiten, das neue Wissen mit dem Vorwissen verknüpfen und aktiv in die vorhandenen Wissensstrukturen integrieren (vgl. Brüning, Saum 2015: 11). So gewinnen sie durch die Auseinandersetzung mit den dargebotenen Lerninhalten eine bisher nicht verfügbare neue Strukturierungsmöglichkeit, Lösungsstrategien oder auch Handlungsperspektiven (vgl. Pätzold 1996: 27). Wesentlich ist also, dass die Lernenden ihr erworbenes Wissen mit ihren eigenen Erfahrungen in Verbindung bringen können, denn wenn dies gelingt, können sie nachhaltig lernen (vgl. Spitzer 2011: 416).

In der darauf folgenden zweiten Stufe, der Phase der Qualifikation, findet die Sicherung des erworbenen Wissens statt. Die Wissensverarbeitung erfolgt durch Übungen, Falldarstellungen, Videobeispiele oder mit Hilfe von Rollenspielen und ermöglicht die Qualifizierung der Lernenden entsprechend ihrer individuellen Persönlichkeit (vgl. Erpenbeck, Sauter 2015: 23). An den Berufsfachschulen erfolgt die Qualifizierung insbesondere im fachpraktischen Unterricht und in der Sprecherziehung. Wissen und Qualifikationen bilden aus Sicht von Erpenbeck und Sauter die notwendige Voraussetzung für die Entwicklung von Kompetenzen (vgl. Erpenbeck, Sauter 2015: 1).

Darauf aufbauend schließt sich die dritte Stufe an, sie dient dem Wissenstransfer in die Praxis. Dies geschieht vor allem durch Hospitationen und die Arbeit in Tandems im Rahmen der Supervision. Hospitationen bei Therapien und das Durchführen eigener Therapien unter Supervision sind ein elementarer Bestandteil der praktischen Ausbildung in der Logopädie (vgl. dbl 2013: 4f.). Hospitationen dienen der gezielten Beobachtung von logopädischen Therapien, die von anderen Lernenden unter der Supervision von Lehrenden durchgeführt werden (vgl. ebd.: 5). Sie ermöglichen den Lernenden das eigene Wissen zu überprüfen und die verschiedenen Aspekte der Kommunikation mit den Patienten, zum Beispiel Anleitungen und Hilfestellungen bei Übungen, Rückmeldungen sowie die Art und Weise der Interaktion, zu analysieren und auszuwerten. Diese Beobachtungen und die Reflexion des Gesehenen sind für die weitere Planung und die Gestaltung der therapeutischen Interventionen ausschlaggebend. Die Lernenden arbeiten dabei nach Möglichkeit als Tandem und behandeln zu zweit jeweils einen Patienten. Die Arbeit als Tandem ermöglicht im Verlauf der Therapien einen regelmäßigen Rollenwechsel zwischen der Rolle als Therapeutin und als Hospitierende (vgl. Bilda, Brenner 2011: 38). Das kooperative Arbeiten zu zweit bietet den Lernenden Raum ihr Erfahrungswissen auszutauschen, anzuwenden und in einem gemeinsamen Kommunikationsprozess weiterzuentwickeln (vgl. Erpenbeck, Sauter 2015: 24). Sie können sich durch gegenseitiges Feedback dabei unterstützen, die eigenen Denk- und Handlungsmuster zu reflektieren und unterschiedliche Perspektiven einzunehmen (vgl. Klemme, Siegmann 2015: 38).

Die Stufe des Wissenstransfers mit der Anwendung des Wissens in Hospitationen und im therapeutischen Tandem führt damit zur vierten Stufe der Kompetenzentwicklung, dem eigenverantwortlichen Handeln im Therapieprozess. Auf dieser Stufe führt die Lernende selbstständig Therapien unter Supervision durch. Die Lehrenden geben Feedback zum therapeutischen Verhalten, leiten die Selbstreflexion an und führen die Lernenden zum eigenständigen Arbeiten als Therapeutin (vgl. dbl 2013: 7). Die Supervisionen dient zur Entwicklung von Sicherheit in der therapeutischen Arbeit und zur Integration der Theorie in die Praxis. Die Lehrende begleitet dabei die werdende Logopädin auf dem Weg zum bewussten Aufbau ihrer therapeutischen Identität (vgl. Wanetschka 2012: 68). Da die logopädische Tätigkeit eine hohe Komplexität aufweist (vgl. Kap. 2.2) ist die Selbstorganisation des therapeutischen Handelns notwendig. Die Komplexität von Therapiesituationen ermöglicht keinen streng nach Plan verlaufenden Prozess, sondern fordert eine große Flexibilität von Therapeutinnen (vgl. Erpenbeck, Rosenstiel 2007: XXI).

## 3.2  Kompetenzentwicklung der Lernenden

Das Kompetenzentwicklungsmodell von Erpenbeck und Sauter verdeutlicht die Stufen der Kompetenzentwicklung im Verlauf der logopädischen Ausbildung, denn das Wissen wird nach und nach, vom ersten bis zum dritten Ausbildungsjahr, erworben und parallel dazu in der praktischen Ausbildung in unterschiedlichen Phasen der Ausbildung umgesetzt. Dieser Kompetenzentwicklungsprozess ermöglicht den Lernenden den Erwerb von spezifisch logopädischer Fach-, Methoden-, und Sozialkompetenz sowie personalen und kommunikativen Kompetenzen. Die angehenden Therapeutinnen durchlaufen während ihrer Kompetenzentwicklung vom Anfang bis zum Ende der Ausbildung verschiedene Entwicklungsstadien, die durch unterschiedliche Merkmale gekennzeichnet sind und in denen sie die Unterstützung durch die Lehrenden in unterschiedlichem Maß benötigen. In der Taxonomie des Ausbildungsprozesses werden die Merkmale der Kompetenzentwicklung der Lernenden im Verlauf der Ausbildung zur Logopädin dargestellt (vgl. Wanetschka 2012: 49).

Folgende Merkmale der Kompetenzentwicklung sind nach Wanetschka im ersten Ausbildungsjahr (1./ 2.Semester) erkennbar, wenn die angehenden Logopädinnen neu in der Ausbildungssituation sind. Sie befinden sich auf der Stufe des Wissensaufbaus und der Qualifikation, brauchen noch viel Zeit zur Übernahme therapeutischer Verantwortung und verfügen noch über geringe personale Fähigkeiten. Meist in der Mitte des ersten und im Verlauf des zweiten Ausbildungsjahres (2./ 3./ 4.Semester) beginnt, neben dem weiterlaufenden Wissensaufbau und der Qualifikation, die Stufe des Wissenstransfers in die Praxis mit Hospitationen. Parallel dazu verläuft die Stufe der Kompetenzentwicklung in der eigene Therapien unter Supervision durchgeführt werden. Die Lernenden handeln jetzt in Routinesituationen weitgehend sicher, benötigen aber noch Hilfe bei der Integration der Theorie in die Praxis und beim Problemlöseverhalten im Rahmen eigener Therapien. Im dritten Ausbildungsjahr (5./ 6.Semester) ist bis zum Beginn des sechsten Semesters, die Stufe des Wissensaufbaus und der Qualifikation weitestgehend abgeschlossen. Im Fokus steht, neben den Hospitationen, die eigene Kompetenzentwicklung mit der eigenverantwortlichen Durchführung von Therapien. Die Lernenden entwickeln nun fehlendes Wissen eigenständig, können Wissen und Erfahrungen auf neue Situationen übertragen und arbeiten dabei in der Regel selbstständig. Sie sind in der Lage Feedback kompetent zu geben und anzunehmen und die gewonnenen Erkenntnisse in ihren Therapien und in der Zusammenarbeit mit anderen Lernenden erfolgreich umzusetzen. Unterstützung durch Lehrende benötigen sie nur noch in neuen, komplexen Situationen (vgl. Wanetschka 2012: 49). Die Lernenden, die auf dem Weg zu zukünftigen Therapeutinnen sind, werden von Beushausen in dieser Entwicklungsphase als vorprofessionelle Therapeutinnen bezeichnet (vgl. Beushausen 2009: 36).

## 3.3 Selbstlernkompetenz

Kompetenzentwicklungsprozesse erfordern Lernprozesse, die durch regelmäßige Rückbesinnung auf die eigenen Lernerfahrungen geprägt sind (vgl. Erpenbeck, Sauter 2015: 19). Lernen ist eine individuelle Leistung, denn „Lernen ist in seinem Kern immer Selbstlernen." (Arnold 2013: 35). Nach Ansicht von Spitzer produziert jeder sein Lernen selbst und lernt auf diese Weise genau das, was am besten an die eigenen Erfahrungen und das bereits erworbene Wissen anknüpft (vgl. Spitzer 2011: 417). Lernen gelingt dann, wenn der Lernende im Austausch mit anderen sein Wissen und seine Erkenntnisse darstellt und diskutiert, sein Lernen bewusst wahrnimmt und reflektiert (vgl. Brüning, Saum 2015: 11). Es geht beim Lernen darum wie und was gelernt wird, um das Erkennen von eigenen Motiven und Widerständen sowie der Unterscheidung von Wichtigem und Unwichtigem (vgl. Arnold et al. 2011: 39). Das Lernen als konstruktiver, selbstgesteuerter Prozess kann von den Lehrenden gezielt unterstützt werden (vgl. Siebert 2012: 104). Lehrende können die Zugänge zu Wissen eröffnen und die Lernenden beim Aufbau von relevanten Wissensschemata begleiten (vgl. ebd.: 255), denn „Lernen, dass auf Eigeninitiative beruht, mit Beteiligung der ganzen Person - Gefühl wie Intellekt –, ist das eindringlichste und hat den am längsten anhaltenden Lerneffekt zur Folge." (Arnold et al. 2011: 142). Indem die Lehrenden das Selbstlernen anregen und die Lernenden an das eigenständige Lernen heranführen, ermöglichen sie den Prozess der Kompetenzentwicklung (vgl. Arnold 2013: 27). Zur Entwicklung von Kompetenzen ist die Selbstlernkompetenz essenziell. Arnold versteht unter Selbstlernkompetenz die Fähigkeit und Bereitschaft neue Lernerfahrungen zu machen und eigene Lernstrategien bei Lernschwierigkeiten zu erproben (vgl. ebd.: 29). Lernende ergreifen dabei selbst die Initiative, erkennen ihren Lernbedarf und sind in der Lage ihre eigenen Lernziele den Anforderungen entsprechend zu formulieren (vgl. Ott 2011: 148). Selbstverantwortlich Lernende können einschätzen, inwieweit sie Unterstützung benötigen und adäquate Lernstrategien wählen (vgl. ebd.). Sie können das eigene Lernen reflektieren und auf diese Weise ihre Lernergebnisse bewerten und weitere Schritte planen (vgl. Arnold et al. 2011: 82). Selbstlernen als individueller Entwicklungsprozess kann von den Lehrenden angeleitet und vorstrukturiert werden, erfordert aber die eigenständige Steuerung der

Lernenden (vgl. Bilda, Brenner 2011: 39). In diesem Sinne umfasst die Kompetenzentwicklung der angehenden Therapeutinnen die Bereitschaft zur selbstständi-
gen, eigenverantwortlichen und selbstgesteuerten Entwicklung von logopädiespe-
zifischem Wissen und Können (vgl. Walkenhorst, Nauerth 2009: 16). Dies ermöglicht, im Rahmen der Entwicklung von professioneller Handlungskompetenz, die
Entwicklung von professioneller Kommunikationsfähigkeit. Der Erwerb von Selbstlernkompetenz ist aber auch für die selbstständige Weiterentwicklung von Kompetenzen nach Abschluss der Ausbildung grundlegend, denn in einem Prozess le-
benslangen Lernens ist es notwendig, dass Logopädinnen ihre beruflichen Kompetenzen immer wieder aktualisieren und entsprechend den aktuellen Erfordernissen erweitern (vgl. dbl 2010: 7).

## 3.4 Selbstreflexionskompetenz

Die Selbstreflexionskompetenz ist eine weitere wesentliche Kompetenz, die die
Lernenden im Verlauf ihrer Ausbildung entwickeln müssen, denn die Selbstreflexion dient als Quelle des Lernens (vgl. Klemme, Siegmann 2015: 37). In der
Selbstreflexion liegt nach Ansicht von Greif ein wichtiges Potenzial, da sie das
bewusste Nachdenken über sich selbst erlaubt (vgl. Greif 2008: 36f.). So sind die
Selbstlernkompetenz und die Selbstreflexionskompetenz aufs engste miteinander
verknüpft. Selbstreflexion ermöglicht den Abgleich von Ist- und Sollzustand und
damit das Erkennen von persönlichem Lern- und Entwicklungsbedarf (vgl. Krewer,
Merkle 2011: 35). Sie beinhaltet die Fähigkeit Lernschwierigkeiten zu erkennen
und sich auf die eigenen Lernziele zu besinnen (vgl. ebd.: 28). Die Selbstreflexion
kann entweder „...als ein nachdenken *über* Handlungen oder ein nachdenken
*während* des Handelns..." stattfinden (Seel 2003: 237). Die Lernenden können so
über geplante Vorgehensweisen nachdenken, bevor sie aktiv handeln und dadurch die Schritte ihres Lernprozesses kontrollieren und falls erforderlich verändern (vgl. ebd.: 236).

Therapeutinnen sind aufgrund von Metakognition[4] in der Lage ihre Tätigkeit auf
unterschiedlichen Ebenen zu bewerten und gegebenenfalls anzupassen (vgl.
Beushausen 2009: 13). Die Metakognition ist ein Basiselement der therapeutischen Entscheidungsfindung, dem so genannten *Clinical Reasoning*[5] (vgl. ebd.:
8). Metakognitive Prozesse können sich sowohl auf die Aspekte der eigenen Person, als auch auf die geforderte Aufgabe und die zugrunde liegenden Denkstrate-
gien beziehen (vgl. ebd.). Eine kontinuierliche Selbstreflexion ist aus diesem

---

[4] Metakognition ist das Denken über das Denken (vgl. Kaiser, Kaiser 1999: 25).
[5] *Clinical Reasoning* beschreibt die Denkprozesse von Therapeutinnen bei der Entscheidungsfindung im Rahmen der Planung, Durchführung und Evaluation von Diagnostik, Therapie und Beratung und ermöglicht es, das für den individuellen Patienten bestmögliche Konzept zur Verfügung
zu stellen (vgl. Beushausen 2009: 5). Es ist die gemeinsame Entscheidungsfindung der Logopädin
mit dem Patienten und dessen Angehörigen sowie gegebenenfalls einem interdisziplinären Team
(vgl. ebd.).

Grund von zentraler Bedeutung für professionelles Handeln und damit auch für die Entwicklung von professioneller Kommunikationskompetenz (vgl. ebd.: 13). Die Selbstreflexion im *Clinical-Reasoning*-Prozess ermöglicht es Therapeutinnen, ihr Kommunikationsverhalten auf ihre Gesprächspartner abzustimmen. Selbstreflexion, als Voraussetzung für eine bewusste Verbesserung des eigenen Tuns, ist essenziell für erfolgreiches, professionelles Handeln (vgl. Pachner 2014: 443). Aus Sicht von Gillen nimmt sie einen zentralen Stellenwert im Entwicklungsprozess von Kompetenzen ein (vgl. Gillen 2006: 105). Eine wirksame Förderung der Selbstlern- und der Selbstreflexionskompetenz der Lernenden ist wichtig, um die angehenden Therapeutinnen zu befähigen, sich mit den Anforderungen, die im Berufsalltag auf sie zukommen, selbstständig und erfolgreich auseinandersetzen zu können (vgl. Arnold 2013: 45).

# 4 Empirische Untersuchung

In Kapitel zwei und drei wurden der theoretische Hintergrund im Hinblick auf die Bedeutung von Kommunikation in der Logopädie und die Entwicklung von Kompetenzen erläutert. Es wurde dargestellt, dass kommunikative Kompetenzen eine wesentliche Voraussetzung für eine erfolgreiche Kommunikation in der logopädischen Arbeit sind. Die speziellen Anforderungen an kommunikative Kompetenzen in der Interaktion mit Patienten, in der intra- und interdisziplinären Arbeit, aber auch in der Kommunikation mit Patienten aus anderen Kulturen wurden beschrieben (vgl. Kap. 2).

Auf der Grundlage des Kompetenzmodells von Sauter und Erpenbeck wurde aufgezeigt, dass Kompetenzen in einem mehrstufigen Prozess entwickelt werden können. Die Bedeutung von Selbstlern- und von Selbstreflexionskompetenz für die Entwicklung der Lernenden wurde erläutert (vgl. Kap. 3). In diesem Kapitel wird zunächst das methodische Vorgehen im Rahmen der qualitativen Untersuchung erklärt, damit die Vorgehensweise und der Forschungsprozess nachvollziehbar werden. Die Forschungsfrage und die Zielsetzung der Arbeit werden vorgestellt. Anschließend erfolgt die Beschreibung der Auswahlkriterien für die Teilnehmer des Experteninterviews sowie die Darstellung des Forschungsdesigns. Zum Schluss wird der Auswertungsvorgang anhand der zusammenfassenden Inhaltsanalyse nach Mayring erläutert.

## 4.1 Forschungsfragen und Zielsetzung

Die alltägliche Kommunikation im beruflichen Tätigkeitsfeld besteht aus unterschiedlichen Situationen, in denen Therapeutinnen mit Patienten und deren Angehörigen, mit anderen Therapeutinnen oder auch mit Ärzten Gespräche in unterschiedlichen Rollen führen (vgl. Mönnich, Jaskolski 1999: 11). In diesen Gesprächen mit verschiedenen Gesprächspartnern wird immer wieder deutlich, dass gelingende Kommunikation nicht selbstverständlich ist. Dies wird sichtbar, wenn es zu Missverständnissen, Konflikten und in manchen Situationen auch zu Ratlosigkeit kommt, weil die Verständigung nicht gelingt (vgl. Nünning, Zierold 2012: 75). Kommunikation ist ein sehr vielschichtiger Prozess, der erfolgreich, aber auch erfolglos verlaufen kann (vgl. Allhoff, Allhoff 2014: 19). Diese Erfahrung machen auch die Lernenden in ihrer Ausbildung zur Logopädin. Um erfolgreich kommunizieren zu können, sollen die angehenden Therapeutinnen auf der Grundlage wissenschaftlicher Theorien lernen, eigenverantwortlich und selbstständig Gespräche sowohl mit Patienten und deren Angehörigen als auch im intra- und interdisziplinären Team durchzuführen und zu reflektieren (vgl. Rausch et al. 2014: 10). Die Ausbildungs- und Prüfungsordnung (LogAPrO) von 1980 erfüllt nicht mehr die an sie gestellten Anforderungen, da sie nur unzureichend Lerninhalte zum Erwerb kommunikativer Kompetenzen enthält, die Anforderungen an die Kommunikationsfähigkeit von Logopädinnen seither aber weiter gestiegen sind (vgl. Bundesverband deutscher Schulen für Logopädie (BDSL) 2017: 4).

Ausgangspunkt für das Thema dieser Arbeit und die daraus resultierenden Fragestellungen sind die unzureichenden und teilweise fehlenden Lerninhalte für den Bereich Kommunikation und Rhetorik in der Ausbildungs- und Prüfungsordnung (LogAPrO) und die damit zusammenhängenden Erfahrungen der Autorin als Lehrende an einer Berufsfachschule. Das Thema dieser Arbeit ist auch ein Resultat der Ergebnisse der Bachelorarbeit der Autorin. Die Ergebnisse der Bachelorarbeit geben Hinweise darauf, dass der in einer Längsschnittstudie von den Probanden[6] genutzte Einschätzungsbogen[7] zur Beurteilung von kommunikativen Kompetenzen im Kontext von logopädischer Beratung, zur Erweiterung der Kommunikationsfähigkeit der Probanden führte (vgl. Herter-Ehlers 2015: 41). Die Ergebnisse weisen darauf hin, dass die Lernenden gezielte Unterstützung und Begleitung bei der Entwicklung ihrer kommunikativen Kompetenzen benötigen (vgl. ebd.: 47).

Die Forschungsfrage lautet daher: Welche kommunikativen Kompetenzen müssen die Lernenden aus Sicht von Lehrenden, im Rahmen ihrer Ausbildung zur Logopädin, für eine erfolgreiche, professionelle Kommunikation für ihren zukünftigen Berufsalltag erwerben?

Geklärt werden soll auch, wie eine förderliche Lernumgebung gestaltet sein kann und inwieweit die Kompetenzentwicklung der Lernenden bei der Erstellung des Konzeptes zu berücksichtigen ist. Aus den Ergebnissen der qualitativen Untersuchung soll anschließend ein Konzept zum Ausbildungsinhalt „Kommunikative Kompetenzen in der Logopädie" entwickeln werden.

## 4.2  Auswahlkriterien der Studienteilnehmer

Die Auswahl der Probanden wird gezielt von den Forschenden selbst getroffen, denn in der qualitativen Forschung werden die Probanden absichtsvoll nach bestimmten Kriterien ausgewählt (vgl. Bortz, Döring 2006: 335). Die für diese Untersuchung vorab festgelegten Auswahlkriterien für die Probanden waren zum einen eine Tätigkeit als Lehrende an einer Berufsfachschule und zum anderen eine Berufserfahrung von mindestens zehn Jahren. Nach Meinung von Dreyfuß und Dreyfuß befinden sich die Lehrenden dann aufgrund der Dauer ihrer Berufspraxis im Stadium des Experten (vgl. Dreyfuß, Dreyfuß 1981: 80). Experten haben als Folge ihrer langjährigen Berufstätigkeit einen großen Erfahrungsschatz und sind in der Lage Situationen intuitiv zu erfassen, ohne Regeln oder Richtlinien zu benötigen (vgl. Benner 2012: 71). Sie können flexibel und kreativ unterschiedliche Stra-

---

[6] Die Probanden, die an der Längsschnittstudie teilnahmen, waren Lernende an einer Berufsfachschule für Logopädie.
[7] Der Einschätzungsbogen enthält die vier Bausteine „Gesprächsstruktur", „Therapeutische Haltung", „Kommunikationsmodelle und ihre Anwendung" und „Gesprächsführungstechniken" (vgl. Herter-Ehlers 2015).

tegien in ihrer Tätigkeit anwenden und besitzen die Fähigkeit zur Integration von Wissen und Erfahrungen (vgl. Beushausen 2009: 37).

Die Auswahl der Probanden für das Interview erfolgte aufgrund von Vorkenntnissen der Autorin über die entsprechende Fachexpertise der Probanden. Nach schriftlicher und telefonischer Kontaktaufnahme stellten sich sechs Lehrende, fünf Frauen und ein Mann, für das Experteninterview zur Verfügung. Vier der sechs Probanden waren der Autorin persönlich bekannt. Das Alter der Teilnehmer lag zwischen den Altersgruppen 25-35 Jahre und 45-55 Jahre, die Berufspraxis zwischen 10 und 25 Jahren. Bis auf einen Probanden hatten alle Befragten ein abgeschlossenes Studium (siehe Tabelle1).

Tabelle 1: Übersicht Probanden

| Proband | Der Untersucherin bekannt | Geschlecht | Berufspraxis (in Jahren) | Altersgruppe | Studium (S) Ausbildung (A) |
|---|---|---|---|---|---|
| 1 | Ja | m | 17 | 35-45 | S |
| 2 | Nein | w | 10 | 25-35 | S |
| 3 | Ja | w | 25 | 45-55 | S |
| 4 | Nein | w | 12 | 35-45 | S |
| 5 | Ja | w | 12 | 25-35 | S |
| 6 | Ja | w | 22 | 45-55 | A |

## 4.3 Forschungsdesign

Qualitative Forschung will zu einem besseren Verständnis der Wirklichkeit beitragen und hat den Anspruch die Lebenswelten aus der Sicht von handelnden Menschen zu beschreiben (vgl. Flick et al. 2013: 14). Wesentliche Kennzeichen sind die Berücksichtigung und Analyse von unterschiedlichen Perspektiven und die Reflexion des Forschenden bei der Analyse und Interpretation der Daten als Teil der Erkenntnis (vgl. Flick 2014: 26).

Die Datenerhebung erfolgt in der Interaktion mit dem Forschenden, dessen persönlicher Hintergrund bei der Auswertung und Interpretation einbezogen wird (vgl. Schreier 2013: 192). So muss in der qualitativen Forschung grundsätzlich die Einschränkung akzeptiert werden, dass das Vorwissen die Wahrnehmungen strukturiert und diese erst aufgrund der vorhandenen Schemata des Forschenden ihre Bedeutung gewinnen (vgl. Meinefeld 2013: 271f.). Das Vorwissen der Autorin, die als Lehrende an einer Berufsfachschule tätig ist, floss daher in die Auswertung und die Interpretation der erhobenen Daten dieser Untersuchung mit ein.

### 4.3.1 Experteninterview

Ein Instrument zur Datenerhebung in der qualitativen Forschung ist das Experteninterview. Ein Experteninterview ermöglicht die Ermittlung von subjektiven Sichtweisen der Probanden über die Erfahrungen in ihrem Tätigkeitsfeld (vgl. Bortz, Döring 2006: 308). Es bietet sich vor allem dann als Mittel der Datenerhebung an, wenn die besonderen Wissensbestände von Experten im Rahmen ihrer beruflichen Tätigkeit Gegenstand des Forschungsinteresses sind (vgl. Bogner et al. 2002: 117). Das Experteninterview wurde deshalb zur Klärung der Forschungsfragen ausgewählt, weil das Wissen, die Erfahrungen und die Einschätzungen der Lehrenden, im Hinblick auf den Erwerb von kommunikativen Kompetenzen in der Ausbildung, Gegenstand der Fragestellungen sind. Diese Methode wird insbesondere dann zur Beantwortung von Forschungsfragen eingesetzt, wenn erfahrungsgestützte Einschätzungen von Experten benötigt werden, die sich nicht aus der Literatur erschließen lassen (vgl. Mieg, Näf 2006: 1).

### 4.3.2 Interviewleitfaden

Die Experteninterviews wurden anhand eines Interviewleitfadens durchgeführt. Ein Interviewleitfaden dient als Anhaltspunkt bei der Gesprächsführung und ist ein systematisches, zugleich aber auch ein flexibles Instrument, denn die Reihenfolge der Fragen kann dem Gesprächsverlauf angepasst werden (vgl. Schreier 2013: 225). Die Orientierung am Leitfaden ermöglicht zum einen, dass das Gespräch sich nicht in Themen verliert, die nicht relevant sind, erlaubt aber gleichzeitig dem Experten seine Sicht der Dinge darzulegen (vgl. Meuser, Nagel 2002: 77). Wesentlich ist, dass durch die Eingrenzung der Interviewthematik anhand detailliert formulierter Fragen eine Vergleichbarkeit der Ergebnisse aus den verschiedenen Einzelinterviews erreicht werden kann (vgl. Friebertshäuser 1997: 375).

Zunächst wurde vorab ein Probeinterview mit einer der Autorin bekannten Logopädin geführt, um die Verständlichkeit der Fragen zu überprüfen und zu klären, ob alle zur Beantwortung der Forschungsfrage wesentlichen Themenbereiche in den Leitfaden aufgenommen wurden. Als Resultat der Überprüfung wurden die Fragen noch geringfügig umformuliert und der Leitfaden fertiggestellt. Die sechs Interviews mit den Probanden wurden telefonisch durchgeführt und dauerten zwischen 27 und 55 Minuten.

Zu Beginn der Interviews erfolgte zunächst die einleitende Frage: Welchen Stellenwert haben für sie kommunikative Kompetenzen im Berufsalltag von Logopädinnen? Diese Frage diente dazu den Probanden den Einstieg in das Thema zu erleichtern. Anschließend folgten weitere Fragen, die die unterschiedlichen Aspekte des Themas aufgegriffen.

- Welche kommunikativen Kompetenzen müssen die Lernenden aus ihrer Sicht als Lehrende für eine erfolgreiche, professionelle Kommunikation in ihrem zukünftigen Berufsalltag in der Ausbildung erwerben?

- Welche kommunikativen Kompetenzen sind ihrer Erfahrung nach in der Interaktion mit Patienten und Klienten erforderlich?

- Welche kommunikativen Kompetenzen sind ihrer Ansicht nach für eine erfolgreiche Kommunikation sowohl in der Zusammenarbeit mit Berufskolleginnen als auch mit Angehörigen aus anderen Gesundheitsfachberufen notwendig und sollten von den angehenden Logopädinnen erworben werden?

- Die interkulturelle Kommunikation wird aufgrund der Zunahme ausländischer Patienten in der logopädischen Arbeit immer wichtiger. Welche kommunikativen Kompetenzen erfordert dies aus ihrer Sicht?

- Wie muss ihrer Ansicht nach eine Lernumgebung konzipiert werden, um die Entwicklung kommunikativer Kompetenzen zu ermöglichen?

- Inwieweit sollte die Kompetenzentwicklung der Lernenden im Verlauf der Ausbildung bei der Konzeptentwicklung berücksichtigt werden?

Im Verlauf der Interviews wurden auch immer wieder Ad-hoc-Fragen gestellt, um unerwartete Aspekte, die von den Probanden angesprochen wurden, zu vertiefen und weitergehende Informationen mit Relevanz für die Forschungsfrage zu erhalten (vgl. Schreier 2013: 226).

## 4.4  Auswertungsvorgang

Alle erhobenen Daten wurden für die Auswertung transkribiert. Die Transkription der Experteninterviews wurde mit dem Programm MAXQDA 2018 durchgeführt. Beim Transkriptionsprozess wird das von den Probanden Geäußerte verschriftlicht (vgl. Dittmar 2009: 81). Ein wörtliches Transkript ermöglicht die Herstellung einer vollständigen Textfassung des verbal erhobenen Materials und bietet damit die Basis für eine ausführliche interpretative Auswertung (vgl. Mayring 2002: 98). Bei der Erstellung eines Transkripts bewegt sich der Forschende allerdings immer im Spannungsfeld von Authentizität und Lesbarkeit (vgl. Schreier 2013: 247). Ein einfaches Transkript ist dann ausreichend, wenn es darum geht Wissen, Meinungen und Einstellungen der Interviewten zu erfassen (vgl. Schreier 2013: 247). Daher wurde für die Aussagen der Probanden im Rahmen der Experteninterviews ein einfaches Transkript erstellt, bei dem folgende Transkriptionsregeln berücksichtigt wurden: alle Aussagen wurden wörtlich transkribiert, Wort- und Satzabbrüche wurden ausgelassen und alle Angaben, bei denen auf die befragte Person geschlossen werden konnte, wurden anonymisiert. Zustimmende Lautäußerungen des Interviewers wurden zur Erleichterung einer besseren Verständlichkeit nicht transkribiert (vgl. Kuckartz 2014: 136f.; vgl. Dresing, Pehl 2018: 21).

Die erstellten Transkripte wurden anschließend mit der zusammenfassenden Inhaltsanalyse nach Mayring ausgewertet. Die qualitative Inhaltsanalyse wurde als Auswertungstechnik deshalb gewählt, da das Ziel der Inhaltsanalyse die systematische Bearbeitung und Analyse von Kommunikationsmaterial ist. Der Auswertungsvorgang beinhaltet ein regelgeleitetes Vorgehen unter Berücksichtigung von Gütekriterien (vgl. Mayring 2015: 13). Dieses systematische und regelgeleitete Vorgehen erlaubt es auch größere Datenmengen zu bearbeiten und ihre Komplexität zu erfassen (vgl. ebd.: 131). Die zusammenfassende Inhaltsanalyse versucht das gesamte Material zu berücksichtigen und systematisch auf die wesentlichen Inhalte zu reduzieren, so dass durch die Abstraktion ein überschaubares Kategoriensystem entsteht, das immer noch Abbild des Ausgangsmaterials ist (vgl. ebd.: 67).

Zur Kategorienbildung selbst wurde das Textmaterial aus den Transkripten mit Unterstützung des Programms MAXQDA 2018 codiert, um ein überschaubares Kategoriensystem zu erhalten. Die Kategorien wurden nicht vorab festgelegt, sondern induktiv aus dem Material entwickelt (vgl. ebd.: 59). Die Kategorienbildung erfolgte anhand des Ablaufmodells zusammenfassender Inhaltsanalyse nach Mayring in sechs aufeinanderfolgenden Schritten (siehe Abbildung 6).

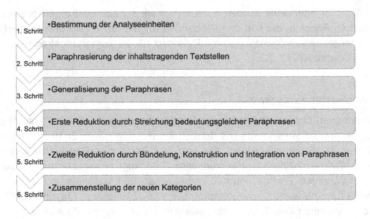

1. Schritt •Bestimmung der Analyseeinheiten

2. Schritt •Paraphrasierung der inhaltstragenden Textstellen

3. Schritt •Generalisierung der Paraphrasen

4. Schritt •Erste Reduktion durch Streichung bedeutungsgleicher Paraphrasen

5. Schritt •Zweite Reduktion durch Bündelung, Konstruktion und Integration von Paraphrasen

6. Schritt •Zusammenstellung der neuen Kategorien

Abbildung 6: Ablaufmodell zusammenfassender Inhaltsanalyse (nach Mayring 2015: 70f.)

Als erstes werden die Analyseeinheiten bestimmt, indem der transkribierte Text in sinngemäße Abschnitte unterteilt wird. Im zweiten Schritt erfolgt die Paraphrasierung der inhaltstragenden Textstellen, dabei werden diese in eine knappe, nur auf den Inhalt beschränkte Form umgeschrieben. Im dritten Schritt werden die Para-

phrasen generalisiert und die erste Reduktion durch die Streichung bedeutungsgleicher Paraphrasen erfolgt im vierten Schritt. Anschließend wird eine zweite Reduktion durch Bündelung, Konstruktion und Integration der Paraphrasen vorgenommen, um im letzten Schritt eine Zusammenstellung der neuen Kategorien vornehmen zu können (vgl. Mayring 2015: 70f.). Das Ergebnis ist ein Set von Kategorien zu dem untersuchten Thema, dem spezifische Textstellen zugeordnet werden
können. Im Rahmen der weiteren Auswertung kann das Kategoriensystem dann in
Bezug auf die Fragestellung interpretiert werden (vgl. Mayring 2002: 117).

# 5 Ergebnis der empirischen Untersuchung

Anhand der zusammenfassenden Inhaltsanalyse konnte im Rahmen dieser Untersuchung ein Kategoriensystem mit acht Hauptkategorien und jeweils vier und einmal drei Nebenkategorien abgeleitet werden (siehe Tabelle 2).

Tabelle 2: Kategoriensystem (Haupt- und Nebenkategorien) der qualitativen Datenanalyse der Experteninterviews

| Hauptkategorien | Nebenkategorien |
|---|---|
| **K 1 Grundlagen der Kommunikation** | a. Kommunikationsmodelle<br>b. Gesprächsführung<br>c. Feedback<br>d. Therapeutische Grundhaltung |
| **K 2 Patient** | a. Beziehung<br>b. Störungsbildorientierung<br>c. Patientenorientierung<br>d. Handlungsfelder |
| **K 3 Therapeutin** | a. Rollenbewusstsein<br>b. Selbstreflexion<br>c. Eigenes Kommunikationsverhalten<br>d. Selbstlernprozess |
| **K 4 Lehrende** | a. Vorbildfunktion<br>b. Teamprozesse<br>c. Kompetenzentwicklung der Lehrenden<br>d. Bedeutung von Kommunikation |
| **K 5 Intra- und interprofessionelle Zusammenarbeit** | a. Fachsprache<br>b. Menschenbild<br>c. Gesprächsführung im Team<br>d. Rhetorik |
| **K 6 Interkulturelle Kommunikation** | a. Wissen über Kulturen<br>b. Eigene Kultur<br>c. Kultursensibles Handeln<br>d. Sprachkompetenz |
| **K 7 Curriculum** | a. Inhalte<br>b. Zeit<br>c. Umsetzung |
| **K 8 Transfer** | a. Methodik<br>b. Setting<br>c. Kompetenzentwicklung<br>d. Ressourcenorientierung |

Zu den sieben Hauptkategorien *K1*, *K2*, *K3*, *K4*, *K5*, *K6* und *K8* konnten jeweils vier Nebenkategorien zugeordnet werden und zu der Hauptkategorie *K7* drei Nebenkategorien. Die acht Hauptkategorien konnten für alle Probanden definiert

© Der/die Herausgeber bzw. der/die Autor(en), exklusiv lizenziert durch
Springer Fachmedien Wiesbaden GmbH, ein Teil von Springer Nature 2020
U. Herter-Ehlers, *Kommunikative Kompetenzen in der Logopädie*,
Best of Therapie, https://doi.org/10.1007/978-3-658-31044-8_5

werden, während der Anteil an Aussagen zu den einzelnen Nebenkategorien bei den Probanden unterschiedlich groß war. Aufgrund der großen Datenmenge war das Belegen aller Aussagen der Probanden nicht möglich, da dies den Rahmen der Masterarbeit überschritten hätte. Aus diesem Grund werden einzelne Aussagen der Probanden zitiert, die exemplarisch für die Aussagen der anderen Probanden stehen. Sie dienen zur Verdeutlichung der gewonnenen Ergebnisse und zur Nachvollziehbarkeit der abgeleiteten Kategorien mit ihren jeweiligen Nebenkategorien. Alle Aussagen der Probanden und die abgeleiteten Kategorien sind in den einzelnen Inhaltsanalysen tabellarisch erfasst und in der Übersicht der Kategorien aus der Datenauswertung zusammengestellt.

### 5.1   Kategorie K1 Grundlagen der Kommunikation

Zunächst wird Kategorie *K1 Grundlagen der Kommunikation* mit den vier Nebenkategorien: *1a Kommunikationsmodelle, 1b Gesprächsführung, 1c Feedback* und *1d Therapeutische Grundhaltung* erläutert. In der **Kategorie K1 Grundlagen** der Kommunikation wurden die Aussagen der Probanden eingeordnet, die sich auf kommunikationspsychologische Kenntnisse als Ausgangsbasis für die Entwicklung von kommunikativen Kompetenzen beziehen. Aus Sicht der Probanden müssen alle diese Inhalte vermittelt und anschließend in der Praxis angewendet werden. Die jeweils in **Kategorie K1 Grundlagen der Kommunikation** und den vier Nebenkategorien erläuterten Aussagen haben für alle sechs Probanden eine hohe Relevanz. Alle Aussagen beschreiben die theoretischen Grundlagen, die von den Probanden als essenziell betrachtet werden, um kommunikative Kompetenzen entwickeln zu können.

Die Nebenkategorie *1a Kommunikationsmodelle* beinhaltet alle Aussagen, die von den Probanden zu unterschiedlichen Kommunikationsmodellen und kommunikativen Konzepten getroffen wurden. Alle waren der Meinung, dass die Lernenden unterschiedliche Kommunikationsmodelle sowie verschiedene kommunikative Konzepte und deren unterschiedliche Aspekte kennen müssen. „Es ist die Grundlage, dass die Studierenden die Grundlagen von verschiedenen kommunikativen Konzepten kennen." (B4 Z.: 18-19). Aus Sicht der Probanden können die Lernenden die Modelle zur Analyse der Kommunikation mit Patienten oder auch im interdisziplinären Kontext nutzen. Die Probanden nennen explizit: die vier Seiten einer Nachricht von Schulz von Thun, die Kommunikationsregeln von Watzlawick, die Transaktionsanalyse (TA) nach Berne, die Themenzentrierte Interaktion (TZI) von Cohn sowie die gewaltfreie Kommunikation nach Rosenberg. Dies sind nach Ansicht der Probanden grundlegende Inhalte, die für eine gelingende Kommunikation erworben werden sollten, denn es ist wichtig: „anhand der Modelle aufzuzeigen, was Kommunikation bedeutet und was kommunikative Kompetenzen sind." (B5 Z.: 78-80). Proband B3 hält außerdem die vier Kriterien der Verständlichkeit von Schulz von Thun für klare und prägnante Formulierungen in Gesprächen für erforderlich.

Die zweite Nebenkategorie *1b Gesprächsführung* enthält alle Aussagen der Probanden, die in Bezug auf Gesprächsführung, mit den Bereichen Gesprächsstrukturierung sowie Gesprächsführungstechniken, genannt wurden. Alle sechs Probanden sind der Meinung, dass es notwendig ist Gesprächsführungsstrategien zu kennen, um Gespräche erfolgreich führen zu können. Proband B2 sagt: „Der Bereich Gesprächsführung muss dringend ein Bestandteil sein." (B2 Z.: 29-31). Alle sechs Probanden sehen Fragetechniken als wichtiges Instrument, um adäquate Informationen von den jeweiligen Gesprächspartnern zu erhalten. Proband B5 formuliert das so: „wenn Dinge noch nicht klar sind, wenn es um die Symptomatik geht, muss man die richtigen Fragen stellen können." (B5 Z.: 58-59). Aus Sicht von Proband B1 soll das Gespräch außerdem in Abhängigkeit vom Alter der Klienten gestaltet werden. Proband B1 spricht im Interview von Klienten und nicht von Patienten, deshalb wird durchgängig bei allen Erläuterungen zu Aussagen von Proband B1 der Begriff Klient bzw. Klienten beibehalten. Alle Probanden, außer Proband B3, äußern die Ansicht, dass Kenntnisse zur Strukturierung von Gesprächen notwendig sind. Proband B4 stellt in diesem Zusammenhang fest: „Ich finde die Struktur im Gespräch wichtig, um einen ‚roten Faden' zu gestalten." (B4 Z.: 142-143). Für Proband B2 und B5 ist die Fähigkeit zur Metakommunikation notwendig, um Missverständnisse in der Therapie klären zu können. Für Proband B3 sind Kenntnisse über nonverbales Verhalten und über adäquate sprechbegleitende Gestik und Mimik wesentlich. Proband B3 und B5 halten das aktive Zuhören sowie das Paraphrasieren zur Verständnissicherung in Gesprächen für relevant und für Proband B4 ist ein wertschätzender, kooperativer Gesprächsstil in der Interaktion mit Patienten wichtig.

In die dritte Nebenkategorie *1c Feedback* sind alle Aussagen zum Thema Feedback zusammengefasst. Feedback ist für alle sechs Probanden eine wesentliche Grundlage für die Interaktion mit Patienten, für die Zusammenarbeit mit anderen Lernenden und den Lehrenden. Proband B3 merkt an: „Feedback-Regeln sind auch in der Theorie wichtig, weil sie sich als ‚roter Faden' durch die Ausbildung ziehen." (B3 Z.: 51-54). Für Proband B1 ist es wichtig, das die Lehrenden den Lernenden ein Feedback in Form von Anregungen und Optimierungsideen anbieten. Proband B2 hält wertschätzende Rückmeldungen in der Interaktion mit Patienten für wesentlich. Für Proband B3, B4 und B5 ist die Fähigkeit Feedback sowohl geben als auch nehmen zu können, ein wichtiges Element in der Fachpraxis, insbesondere in der gemeinsamen Reflexion nach der Therapie mit den Lehrenden, mit den Hospitierenden und der Therapeutin. Aus Sicht von Proband B3 und B4 sollten Feedback-Regeln am Ausbildungsbeginn eingeführt werden und als Grundlage für die Kommunikation in der Ausbildung, unabhängig vom Gesprächskontext, dienen. Proband B6 findet die Trennung von Beobachtung und Bewertung wichtig und stellt in diesem Zusammenhang fest: „Erst Beobachten als große Fähigkeiten, dann bewerten oder interpretieren mit einem wertschätzenden Maß der Interpretation." (B6 Z.: 33-35). Feedback ist nach Meinung von Proband

B6 ein wesentliches Instrument für die Lernenden, um einen Abgleich von Selbst-
und Fremdbild vornehmen zu können.

Neben den Kommunikationsmodellen, der Gesprächsführung und dem Feedback
spielt für alle Probanden auch die vierte Nebenkategorie *1d Therapeutische
Grundhaltung* im Umgang mit Patienten eine grundlegende Rolle. Für alle sechs
Probanden ist Empathie eine wesentliche Voraussetzung für eine gelingende Interaktion mit Patienten. Proband B3 stellt fest: „Empathie ist ganz wichtig." (B3 Z.:
96-97). Proband B1, B2, B5 und B6 nennen auch explizit Authentizität und Akzeptanz als weitere wesentliche Aspekte der therapeutischen Grundhaltung. Aus Sicht
von Proband B3 und B4 ist Empathie die Grundlage für die Flexibilität im eigenen
Kommunikationsverhalten, da sie durch das Einfühlen in den Gesprächspartner
einen Perspektivwechsel ermöglicht. Proband B5 sieht die Wertschätzung als roten Faden in der Therapie mit dem Patienten. Für Proband B6 ist die Erfahrung
von Wertschätzung in Bezug auf ihre eigene Persönlichkeit, für die Lernenden essenziell.

## 5.2 Kategorie K2 Patient

Die zweite Kategorie, die abgeleitet werden konnte, ist die Kategorie *K2 Patient*
mit den vier Nebenkategorien: *2a Beziehung, 2b Störungsbildorientierung, 2c Patientenorientierung* und *2d Handlungsfelder.* Hier stehen der Umgang mit Patienten und der Aufbau eines Arbeitsverhältnisses im Vordergrund. Wesentlich für die
Probanden sind die Orientierung der therapeutischen Arbeit an den sprachlichen
Beeinträchtigungen der Patienten und das Aufgreifen von Wünschen und Bedürfnissen in der Interaktion mit Patienten. Als wichtiges Handlungsfeld steht, neben
Diagnostik und Therapie, die Beratung im Fokus.

In der Nebenkategorie *2a Beziehung* nennen alle sechs Probanden den Aufbau
einer konstruktiven Beziehung mit dem Patienten als Grundlage für eine gelingende Zusammenarbeit in der Therapie. Proband B1 hält die Herstellung eines
partnerschaftlichen Arbeitsverhältnisses, die Begleitung des Klienten und das Hineinversetzen in die Welt von Klienten und Angehörigen für wesentlich. Die Motivation von Klienten, das Führungsverhalten von Therapeutinnen und ein konstruktives Ansprechen von kritischen Themen im Therapieprozess sind für Proband B1
ebenfalls relevant. Für Proband B2 ist das gemeinsame Erarbeiten von Thera-
pieinhalten wichtig für die Beziehung mit Patienten. Das Wissen über Wahrneh-
mungseffekte bei der ersten Begegnung mit Patienten im Rahmen von Anamnese
und Diagnostik, hat für Proband B3 eine große Bedeutung. Für Proband B4 ist es
wesentlich die Patienten bei der Entwicklung von Eigenverantwortung zu unterstützen. Die Art und Weise der Kommunikation ermöglicht aus Sicht von Proband
B5 den Aufbau der Beziehung zum Patienten. „Mir ist bewusst geworden, dass wir
durch die Art und Weise wie wir kommunizieren, ganz viel Beziehung schaffen
oder eben auch nicht." (B5 Z.: 382-384). Für Proband B6 ist die Wahrnehmung

und die Beobachtung des Interaktionsverhaltens des Patienten eine wichtige Grundlage für einen gelingenden Kontakt.

Die zweite Nebenkategorie *2b Störungsbildorientierung* beinhaltet alle Aussagen, die von den Probanden, im Hinblick auf die Störungsbilder von Patienten getroffen wurden. Im Vordergrund stehen bei allen sechs Probanden die Auswirkungen der Kommunikationsstörung auf die Interaktion mit den Patienten. Für Proband B1 ist es wichtig, dass die Therapeutin mit den sprachlichen Beeinträchtigungen von Klienten, zum Beispiel im Rahmen einer Aphasie, umgehen kann und ihr Kommunikationsverhalten in der Therapie entsprechend gestaltet. Proband B2 hält eine leicht verständliche Sprache bei Demenz für erforderlich und für Proband B3 ist bei Patienten mit Demenz die interdisziplinäre Zusammenarbeit relevant. Aus Sicht von Proband B4 benötigen Patienten Orientierung in der Therapie und deshalb entsprechende Vorgaben von der Therapeutin. Proband B5 sieht die Verständnissicherung bei Sprachverständnisproblemen im Vordergrund der Interaktion und hält es für wesentlich die Informationen für die Patienten öfter zu wiederholen. Die Einschätzung der kommunikativen Kompetenzen von Gesprächspartnern ist für Proband B6 die Grundlage für eine erfolgreiche Kommunikation. Proband B6 sagt in diesem Zusammenhang: „Ich muss ermessen können, welche kommunikativen Kompetenzen mein Gegenüber hat." (B6 Z.: 59-60).

In der dritten Nebenkategorie *2c Patientenorientierung* finden sich alle Aussagen der Probanden, die relevant für eine gelungene Interaktion mit Patienten sind. Der Schwerpunkt liegt bei allen Probanden auf der adäquaten Gestaltung der Kommunikation mit den Patienten und die Berücksichtigung von deren Wünschen und Bedürfnissen. Alle Probanden halten es für wesentlich, die eigene Sprache an die kommunikativen Möglichkeiten der Patienten anpassen zu können. Proband B1 findet es wichtig, dass Sprache, Sichtweisen und Lebensweltbezug von Klienten berücksichtigt und ins Zentrum des Therapieprozess gestellt werden. Wesentlich sind für Proband B1 auch die gemeinsame Zielfindung für die Therapie, die verständliche und nachvollziehbare Vermittlung von Informationen sowie die angemessene Formulierung von Übungsanleitungen in der Therapie. Proband B2 betont, dass es für das Gelingen von Gesprächen erforderlich ist „sich auf Augenhöhe des Patienten zu begeben." (B2 Z.: 140-143). Proband B3 hält die Sensibilität der Therapeutin für Änderungswünsche und das Erkennen von Bedürfnissen der Patienten für relevant. Proband B4 stellt fest: „Die Interaktionsqualität ist ein Faktor, der auch die Qualität des therapeutischen Prozesses maßgeblich mitbeeinflusst und mitgestalten kann." (B4 Z.: 3-6). Aus Sicht von Proband B3 ist es im Umgang mit den Patienten notwendig, die richtigen Worte zu finden sowie einen Perspektivenwechsel vorzunehmen, um die Wünsche und Bedürfnisse erkennen zu können. Proband B5 ist der Ansicht, dass die Therapeutin Patienten, die Schwierigkeiten haben ihre Gedanken zu formulieren, mit ihrer eigenen Kommunikationsfähigkeit unterstützen muss. Für Proband B6 muss die Therapeutin im Therapieprozess vielen unterschiedlichen Aufgaben und Anforderungen gerecht werden, damit eine individuelle, patientenorientierte Behandlung gelingt.

In der vierten Nebenkategorie *2d Handlungsfelder* wird das Thema Beratung in der logopädischen Therapie beleuchtet. Für alle sechs Probanden hat die Beratung in der Arbeit mit Patienten eine große Bedeutung. Für Proband B1 ist es wichtig „Beratungssequenzen strukturiert, konstruktiv und stimmig zu gestalten." (B1 Z.: 95-96). Für Proband B2 ist die Beratung bei der Vermittlung von Diagnostikergebnissen wichtig, um den Patienten Ergebnisse und Krankheitsfolgen nachvollziehbar erklären zu können. Nach Ansicht von Proband B3 sollten die Verständlichkeitskriterien von Schulz von Thun in der Beratung für strukturierte und verständliche Formulierungen gezielt eingesetzt werden. Proband B4 hält Kenntnisse in Gesprächsführung für grundlegend, um Beratungsgespräche erfolgreich führen zu können und Proband B5 sieht die Klärung des Informationsstandes von Patienten als wesentlich an, damit weitere notwendige Informationen an die Patienten gegeben werden können. Für Proband B6 ist die Beratung, sowohl von Patienten, als auch von Eltern der jüngeren Patienten, ein Bestandteil jeder Therapie.

### 5.3   Kategorie K3 Therapeutin

Die dritte Kategorie *K3 Therapeutin* hat folgende vier Nebenkategorien: *3a Rollenbewusstsein, 3b Selbstreflexion, 3c Eigenes Kommunikationsverhalten* und *3d Selbstlernprozess*. In der dritten Kategorie *K3 Therapeutin* wurden alle Aussagen zusammengefasst, die in Zusammenhang mit den Aspekten stehen, die für die Lernenden zur Entwicklung von kommunikativen Kompetenzen im Verlauf ihrer Ausbildung relevant sind.

In der Nebenkategorie *3a Rollenbewusstsein* werden alle Punkte erläutert, die sich mit der Rolle der Therapeutin und den damit verbundenen Anforderungen befassen. Die Entwicklung von Rollenbewusstsein, im Hinblick auf die Rolle als Logopädin im Verlauf der Ausbildung, ist für alle sechs Probanden eine wesentliche Voraussetzung für die therapeutische Arbeit. Für Proband B1 geht es vor allem darum, dass die Therapeutin die Führung gegenüber Klienten und Angehörigen in der Therapie übernimmt. Für Proband B2 ist es relevant zu lernen, in der Rolle als Therapeutin den eigenen Berufsstand zu vertreten. Aus Sicht von Proband B3 erfolgt das Hineinwachsen in die Therapeutenrolle schrittweise im Verlauf der Ausbildung. Für Proband B4 und B5 ist es erforderlich, die eigene Fachexpertise, vor allem in Gesprächen mit Ärzten, deutlich zu machen. Nach Ansicht von Proband B5 ist die Entwicklung von Rollenflexibilität zum schnellen Einstellen auf unterschiedliche Gesprächspartner notwendig. Proband B6 findet es wichtig, dass die Lernenden sich mit ihrer therapeutischen Rolle identifizieren und sie reflektieren, um „auch in der therapeutischen Rolle die eigene Aufgabenstellung und die eigene Identifikation zu sehen." (B6 Z.: 75-76).

In der Nebenkategorie *3b Selbstreflexion* liegt der Fokus auf der Bedeutung der Selbstreflexion als Grundlage für die therapeutische Arbeit und als Voraussetzung für die Kompetenzentwicklung der Lernenden. Alle Probanden halten die Selbstreflexion für eine grundlegende Fähigkeit im Therapieprozess mit den Patienten. Selbstreflexion ist notwendig, um das eigene Kommunikationsverhalten beurteilen und adäquat an Patienten anpassen zu können. Für Proband B1 ist Selbstreflexion wesentlich, um das eigene Kommunikationsverhalten und die eigenen biografischen Hintergründe reflektieren zu können. Wichtig ist für Proband B1 ein Leitfaden zur Selbstreflexion für die Lernenden. Für Proband B2 sollte der Reflexion über die eigene Kommunikation eine größere Bedeutung zugeschrieben werden, denn diese ermöglicht eine realistische Einschätzung eigener Kompetenzen. Aus Sicht von Proband B3 führt die Selbstreflexion anhand von Kommunikationsmodellen zum Erkennen von eigenem Kommunikationsverhalten. „Das Thema Selbstreflexion ist wichtig und wird über die Praxis gefördert, wo das Thema Fremd- und Selbstbild immer wieder hinterfragt wird." (B3 Z.: 226-228). Proband B4 sieht die Selbstreflexion als Möglichkeit über das eigene Denken nachzudenken, um dadurch das eigene Handeln gezielt steuern zu können. Für Proband B5 erlaubt die Selbstreflexion das Wahrnehmen der Vielschichtigkeit und Komplexität von Kommunikation und führt damit zum gezielten Umgang mit Kommunikationsprozessen in der Therapie. Für Proband B6 ist die Selbstreflexion grundlegend für die Selbststeuerung eigener Lernprozesse.

In der Nebenkategorie *3c Eigenes Kommunikationsverhalten* werden alle Aussagen der Probanden erläutert, die sich mit dem Kommunikationsverhalten der Therapeutin im Therapieprozess befassen. Die Probanden beschreiben wie Kommunikation gestaltet sein muss, damit sie erfolgreich sein kann. Die Probanden B1, B4, B5 und B6 halten es für grundlegend, dass die Therapeutin ihre Sprache flexibel an ihre Gesprächspartner anpassen kann und dabei insbesondere das Alter und die Kommunikationsstörung des Patienten berücksichtigt. Proband B5 meint: „Es ist das A und O die Auszubildenden oder Studierenden anzuleiten eine patientengerechte Sprache einzunehmen." (B5 Z.: 17-19). Aus Sicht von Proband B2 soll die Therapeutin in der Lage sein, Informationen für Patienten klar und verständlich zu formulieren, denn sie hat in der Kommunikation mit Patienten eine Vorbildfunktion. Proband B3 findet es wichtig, dass die Therapeutin durch das Feedback von Lehrenden ihr Kommunikationsverhalten an die Erfordernisse im Therapieprozess anpassen kann. Für Proband B4 ist es wesentlich „auch die eigenen stimmlichen und sprecherischen Fähigkeiten für eine gelingende Kommunikation einzusetzen." (B4 Z.: 35-37). Die Therapeutin sollte aus Sicht von Proband B5 und B6 auch erkennen, dass das eigene Kommunikationsverhalten Ursache für Schwierigkeiten in der Interaktion mit Patienten sein kann.

In der vierten Nebenkategorie *3d Selbstlernprozess* wurden alle Aussagen der Probanden zum Selbstlernprozess der angehenden Therapeutinnen eingeordnet. Der Selbstlernprozess ist für die Probanden B1, B3, B4, B5 und B6 ein wesentlicher Grundpfeiler, um den eigenen Entwicklungsprozess als Lernende selbstständig zu gestalten und am Ende der Ausbildung eigenverantwortlich im Berufsalltag handeln zu können. Proband B6 sagt in diesem Zusammenhang: „In der Ausbildung hat die Auseinandersetzung mit sich selbst einen hohen Stel-

lenwert für die therapeutische Arbeit." (B6 Z.: 165-168). Für Proband B1 ist es erforderlich Kriterien festzulegen, damit die Lernenden ihre Entwicklung am Ende
eines festgelegten Zeitraums selbst beurteilen können. Proband B3 sieht in dem,
von den Lernenden selbstgesteuerten Lernprozess die Grundlage, um sich im
späteren Berufsleben eigenverantwortlich Wissen zu erwerben und merkt an: „Ansonsten sind sie selber verantwortlich, später nach der Ausbildung diesen Grund-
stein weiter auszubauen und sich zu professionalisieren." (B3 Z.: 327-330). Für
Proband B4 ist es wichtig, dass die Lernenden ihr Lernprofil selbstständig gestalten. Aus Sicht von Proband B5 ist das Lernen auf der Grundlage von eigenen Erfahrungen wesentlich für einen Transfer des Erarbeiteten in die praktische Tätigkeit. Proband B6 hält die Auseinandersetzung mit dem Thema Selbstvertrauen
und Selbsteinschätzung für die Gestaltung des Selbstlernprozesses für notwendig.
Von Proband B2 gibt es keine Aussage, die zu dieser Nebenkategorie zugeordnet
werden konnte.

### 5.4   Kategorie K4 Lehrende

In der Kategorie *K4 Lehrende* mit den vier Nebenkategorien *4a Vorbildfunktion,
4b Teamprozesse, 4c Kompetenzentwicklung der Lehrenden* und *4d Bedeutung
von Kommunikation* wurden alle Aussagen der Probanden mit Bezug zur Situation
der Lehrenden abgeleitet. In dieser Kategorie werden die Zusammenarbeit im
Team und die Kompetenzentwicklung von Lehrenden thematisiert. Die Antworten
zur Einstiegsfrage bezüglich der Bedeutung von Kommunikation wurden ebenfalls
dieser Kategorie zugeordnet.

In der Nebenkategorie *4a Vorbildfunktion* werden die Aussagen der Probanden
zur Vorbildfunktion von Lehrenden genannt. Für die Probanden B1, B2, B3 und B6
sind Lehrende als Vorbild in der Ausbildung wichtig, denn sie dienen den Lernenden als Modell für eine professionelle Kommunikation. Proband B3 sagt: „Kommunikative Kompetenzen heißt für mich, dass Lehrlogopäden Vorbildfunktion haben."
(B3 Z.: 234-235). Wesentlich sind aus Sicht von Proband B1 und B6 die unterschiedlichen Persönlichkeiten von Lehrenden, da die Lernenden auf diese Weise
viele Vorbilder für die Gestaltung von professioneller Kommunikation haben an
denen sie sich orientieren können. Von Proband B4 und B5 gibt es keine Aussagen, die dieser Nebenkategorie zugeordnet werden konnten.

In der Nebenkategorie *4b Teamprozesse* wurden alle Aussagen der Probanden
zur Arbeit im logopädischen Team zusammengefasst. Proband B1 ist der Ansicht,
dass die gemeinsame Auseinandersetzung im Team notwendig ist, damit die Entwicklung von kommunikativen Kompetenzen aus unterschiedlichen Perspektiven
von den Lehrenden angeleitet werden kann und stellt fest: „Viele Teams sollen
sich die Frage stellen, wie sie ihre Studierenden im Bereich kommunikative Kompetenzen in der Ausbildung möglichst fundiert und professionell begleiten können."
(B1 Z.: 565-569). Proband B3 hält den Austausch im Team für wesentlich, um sich

Rückhalt bei Problemen holen zu können. Proband B4 sieht die Weiterbildung von Lehrenden als Grundlage an, um im Team Konzepte mit einem eigenen Profil entwickeln zu können, denn in der gemeinsamen Arbeit kann eine Verständigung über die Möglichkeiten, die ein Konzept bietet, stattfinden. Aus Sicht von Proband B4 kann ein Konzept als Inspiration dienen und im eigenen Team weiter entwickelt werden. Für Proband B5 steht vor allem der wertschätzende Umgang in der gemeinsamen Arbeit im Fokus, denn: „der wertschätzende Umgang im Team ist wichtig in einer Zeit, wo es um die Spaltung der Berufsgruppe in akademisch, nicht akademisch geht." (B5 Z.: 158-161). Proband B2 und B6 machen keine Aussagen, die für diese Nebenkategorie abgeleitet werden konnten.

In der Nebenkategorie *4c Kompetenzentwicklung* der Lehrenden steht die Kompetenzentwicklung der Lehrenden im Fokus. Um die Lernenden bei der Entwicklung von kommunikativen Kompetenzen unterstützen zu können ist es essenziell, dass auch die Lehrenden über eine professionelle Kommunikationskompetenz verfügen. Proband B1 merkt dazu an: „es erfordert Kompetenz, auch auf der Seite von Lehrenden." (B1 Z.: 448-449). Proband B2 und B3 berichten, dass im Rahmen ihrer Ausbildung die Verknüpfung der theoretisch vermittelten Inhalte mit der Praxis nicht erfolgte. Für Proband B2 sind für Lehrende noch Fortbildungen im Bereich der mündlichen Kommunikation erforderlich, denn Fortbildungen sind aus ihrer Sicht die Voraussetzung, um die Entwicklung der kommunikativen Kompetenzen von Lernenden begleiten zu können. Nach Ansicht von Proband B4 sollte ein Grundlagenmodell zu kommunikativen Kompetenzen auch für Lehrende geschaffen werden. Proband B6 hält die Ausbildung der Lehrenden in systemischer Therapie und Transaktionsanalyse zur weiteren Entwicklung ihrer kommunikativen Kompetenzen für wichtig. Von Proband B5 gibt es keine Aussage, die zu dieser Nebenkategorie zugeordnet werden konnte.

Der Nebenkategorie *4d Bedeutung von Kommunikation* sind alle Aussagen der Probanden zur Bedeutung von kommunikativen Kompetenzen von Logopädinnen im Berufsalltag zugeordnet. In dieser Nebenkategorie finden sich bei allen sechs Probanden übereinstimmende Aussagen. Alle Probanden sind der Ansicht, dass kommunikative Kompetenzen einen sehr hohen Stellenwert in der therapeutischen Arbeit haben. Proband B1 stellt dazu fest: „Die sozial-kommunikativen Kompetenzen bilden die absolute Basis, das Fundament für den gesamten Therapieprozess." (B1 Z.: 4-5). Proband B2 hält Inhalte zu kommunikativen Kompetenzen in der Ausbildung für wichtig und für Proband B3 sind kommunikative Kompetenzen eine elementare Grundlage in der Logopädie. Proband B4 ist der Meinung, dass kommunikative Kompetenzen zur Sicherung der Berufstätigkeit entscheidend sind und Proband B5 sieht kommunikative Kompetenzen als „Dreh- und Angelpunkt in der Therapie." (B5 Z.: 7-8). Für Proband B6 sind kommunikative Kompetenzen ein Instrument, um Fachwissen vermitteln zu können.

**5.5   Kategorie K5 Intra- und interprofessionelle Zusammenarbeit**

Der *Kategorie K5 Intra- und interprofessionelle Zusammenarbeit* wurden folgende vier Nebenkategorien zugeordnet: *5a Fachsprache, 5b Menschenbild, 5c Gesprächsführung im Team* und *5d Rhetorik*. In dieser Kategorie wurden alle Aussagen zusammengefasst, die aus Sicht der Probanden Einfluss auf das Gelingen der Kommunikation in der intra- und interprofessionellen Zusammenarbeit haben.

In der Nebenkategorie *5a Fachsprache* finden sich die Aussagen der Probanden zum Gebrauch von Fachbegriffen bei der Kommunikation in verschiedenen Teams. Die Probanden B2, B4 und B5 sind der Ansicht, dass es in der Zusammenarbeit mit anderen Berufsgruppen notwendig ist, Fachbegriffe korrekt zu verwenden. Proband B2 findet es wichtig, „darauf zu achten Fachbegriffe, die man nur selber kennt, zu erklären." (B2 Z.: 257-259). Für Proband B6 ist es relevant, die unterschiedlichen Kommunikationsstile der einzelnen Teams für eine gelingende Zusammenarbeit wahrzunehmen. Von Proband B1 und B3 konnten keine Aussagen zur Nutzung von Fachbegriffen abgeleitet werden.

Der Nebenkategorie *5b Menschenbild* sind Aussagen zum wertschätzenden Umgang in der Zusammenarbeit im Team zugeordnet. Proband B1 stellt fest: „Wertschätzendes Klären von Konflikten ist wichtig." (B1 Z.: 273). Proband B2 hält wertschätzende Formulierungen in Bezug auf Patienten bei Fallbesprechungen für notwendig. Für Proband B5 ist der wertschätzende Umgang von Therapeutinnen miteinander im generationenübergreifenden Arbeiten relevant. Aus Sicht von Proband B6 haben alle in einem Gespräch auftauchenden Bedürfnisse ihre Berechtigung. Von Proband B3 und B4 konnten keine Aussagen zu dieser Nebenkategorie zugeordnet werden.

Die Nebenkategorie *5c Gesprächsführung im Team* fasst alle Aussagen der Probanden zusammen, die für erfolgreiche Gespräche in der Zusammenarbeit im Team ausschlaggebend sind. Proband B1, B2 und B3 halten die Strukturierung von Gesprächen für ein wesentliches Element, um Ergebnisse zu erreichen. Für die Probanden B1, B2, B3 und B5 sind klare und deutliche Formulierungen sowie die Fokussierung auf relevante Inhalte notwendig. Proband B3, B4 und B5 halten Fragetechniken, aktives Zuhören und das Paraphrasieren des Gesagten für eine wichtige Ressource im Gespräch. Proband B4 stellt fest: „Auch im Kontakt mit anderen Therapeuten macht die Kommunikation die Qualität dieses Kontaktes aus." (B4 Z.: 116-118). Aus Sicht von Proband B5 sind gezielte Zusammenfassungen von Gesprächen wichtig. Proband B6 stellt fest, dass durch die Unterschiede in Kommunikation und Rollenverständnis bei anderen Berufsgruppen, Zeit für die Annäherung der verschiedenen Berufsgruppen bei der Zusammenarbeit notwendig ist.

In der Nebenkategorie *5d Rhetorik* wurden die Aussagen der Probanden, die dem Bereich Rhetorik zugeordnet werden können, erfasst. Für Proband B1 und B3 sind folgende Themen relevant: eine nachvollziehbare Argumentation und das wirksame Gestalten von Präsentationen und Vorträgen. Proband B1 hält auch Inhalte

aus den Teilgebieten Moderation und Verhandeln für die intra- und interdisziplinäre Zusammenarbeit für sinnvoll und nennt: „Kompetentes Moderieren von
interdisziplinären Gruppen oder Teams und zielgerichtetes, partnerschaftliches
Verhandeln." (B1 Z.: 269-272). Proband B3 stellt fest: „Argumentationstechnik
spielt schriftlich oder mündlich eine Rolle, Logopäden sollten das gehört haben."
(B3 Z.: 154-156). Von den Probanden B2, B4, B5 und B6 konnten keine Aussagen
zu dieser Nebenkategorie zugeordnet werden.

## 5.6 Kategorie K6 Interkulturelle Kommunikation

Die sechste Kategorie, die abgeleitet werden konnte, ist die Kategorie *K6 Inter-
kulturelle Kommunikation*. Sie hat die vier Nebenkategorien: *6a Wissen über
Kulturen, 6b Eigene Kultur, 6c Kultursensibles Handeln* und *6d Sprachkompetenz*.
Hier wurden alle Aussagen der Probanden zur interkulturellen Kommunikation zu-
sammengefasst. Für alle Probanden sind für eine gelingende Kommunikation mit
Patienten aus anderen Kulturen, sowohl das Wissen über deren Kultur, als auch
Kenntnisse über die eigene Kultur notwendig. Wesentlich ist für die Probanden
auch die Berücksichtigung kulturspezifischer Phänomene, die in der Interaktion mit
Patienten aus anderen Kulturen in der logopädischen Tätigkeit relevant sind.

Die Nebenkategorie *6a Wissen über Kulturen* umfasst alle Aussagen, die sich auf
den Erwerb von Wissen über unterschiedliche Kulturen beziehen. Für Proband B1
ist es wichtig, neben der Vermittlung von Theorie, auch Möglichkeiten zur Selbstreflexion, zum Austausch mit anderen Lernenden und zur Arbeit mit Rollenspielen
zu schaffen. Für Proband B2, B3 und B4 steht die Auseinandersetzung mit verschiedenen Rollenbildern in anderen Kulturen im Vordergrund. Für Proband B5 ist
es notwendig, ein Bewusstsein für andere Kulturen zu schaffen, denn „ohne Verständnis für die andere Kultur, können wir nicht interkulturell kommunizieren." (B5
Z.: 218-220). Für Proband B6 ist es wichtig, die Bedeutung von Krankheit in anderen Kulturen zu kennen.

In die Nebenkategorie *6b Eigene Kultur* wurden alle Aussagen der Probanden, die
in Zusammenhang mit der Bedeutung der eigenen Kultur stehen, eingeordnet.
Proband B1 hält die bewusste Wahrnehmung der eigenen biografischen Kultur für
wesentlich. Für Proband B2, B5 und B6 ist die Auseinandersetzung mit der eigenen Kultur und den eigenen Werten die Voraussetzung zur Entwicklung von Verständnis für fremde Kulturen. Proband B6 stellt fest: „Um ein Verständnis für eine
fremde Kultur zu entwickeln, ist die Auseinandersetzung mit der eigenen Kultur
und den eigenen Werten, eine ganz wichtige Größe." (B6 Z.: 116-118). Von Proband B3 und B4 konnten keine Aussagen zu dieser Nebenkategorie zugeordnet
werden.

In der Nebenkategorie *6c Kultursensibles Handeln* sind alle Aussagen erfasst, die
im Kontext von kulturspezifischen Phänomenen von den Probanden geäußert
wurden. Für Proband B1 sind Wahrnehmung und Berücksichtigung von kulturel-

len Besonderheiten in der Interaktion wichtig. Proband B2 und B6 sehen die Akzeptanz von Gepflogenheiten anderer Kulturen als Grundlage, dass sich Patienten aus einer anderen Kultur im Therapieprozess wohl fühlen. Proband B2 sagt dazu: „es braucht ein Hineinversetzen in die unterschiedlichen Kulturen." (B2 Z.: 322-323). Aus Sicht von Proband B3 ist das Handeln im Bewusstsein über kulturelle Unterschiede wesentlich. Proband B4 hält die Vorbereitung der Lernenden auf die Zunahme ausländischer Patienten in der logopädischen Arbeit für einen wichtigen Aspekt und für Proband B5 stehen die Verständnissicherung und die nonverbale Kommunikation im Fokus.

In der Nebenkategorie *6d Sprachkompetenz* wurden die Aussagen zum Thema Sprachkompetenz eingeordnet. Proband B2 stellt fest: „Das große Problem ist die Sprachbarriere." (B2 Z.: 340-341). Aus Sicht von Proband B4 ist es wichtig einen Dolmetscher für die Verständnissicherung zu haben, dies kann auch ein Familienmitglied des Patienten sein. Nonverbale Möglichkeiten können ebenfalls zur Verständigung genutzt werden. Von den Probanden B1, B3, B4 und B6 konnten keine Aussagen zu dieser Nebenkategorie abgeleitet werden.

### 5.7 Kategorie K7 Curriculum

Hier sind alle Aussagen der Probanden zusammengefasst, die sich mit den Ausbildungsinhalten und dem zeitlichen Rahmen befassen, in dem diese Inhalte vermittelt werden sollen. Bestandteil der Kategorie *K7 Curriculum* sind auch die Aussagen, die sich mit der Umsetzung der vermittelten theoretischen Inhalte in die Praxis beschäftigen.

Die in der Nebenkategorie *7a Inhalte* erfassten Aussagen der Probanden enthalten die Aspekte, die sich auf Inhalte des Curriculums beziehen. Für Proband B1 ist die Systematisierung von vorhandenen Inhalten wichtig. Zu den Themen intra- und interprofessionelle Zusammenarbeit und interkulturelle Kommunikation sollten Inhalte in ein Curriculum aufgenommen werden. Für Proband B2 und B6 sind Inhalte zu Gesprächsführung und Beratung notwendig. Aus Sicht von Proband B3 und B5 ist es sinnvoll Inhalte zu kommunikativen Kompetenzen, in direktem Bezug zu den unterschiedlichen logopädischen Störungsbildern und den daraus resultierenden Anforderungen in der Kommunikation mit Patienten zu vermitteln. Proband B4 stellt fest, dass Grundlagen zur Entwicklung von kommunikativen Kompetenzen in der Ausbildungs- und Prüfungsordnung nicht umfassend enthalten sind. Nach Meinung von Proband B6 ist es notwendig Inhalte zur interkulturellen Kommunikation aufzunehmen.

In der Nebenkategorie *7b Zeit* befinden sich alle Aussagen zum zeitlichen Rahmen, in dem die Vermittlung von Inhalten zum Erwerb von kommunikativen Kompetenzen in der Ausbildung stattfinden soll. Für alle Probanden ist es wichtig, den Lernenden die Bedeutung von Kommunikation für die logopädische Tätigkeit bereits am Anfang der Ausbildung zu vermitteln. „Möglichst früh vermitteln wäre ratsam, denn Studierende müssen das beim Einstieg in den realen Klienten- und Angehörigenkontakt haben." (B1 Z.: 428-430). Proband B1 und B2 fragen sich, ob es möglich ist zusätzliche Inhalte in der aktuellen Struktur der logopädischen Ausbildung unterzubringen. Proband B1 ist der Ansicht, dass man schauen muss, „wo man in der Berufsfachschulausbildung noch Platz schaffen kann, um zeitliche Überlastung zu vermeiden." (B1 Z.: 290-292). Für die Probanden B3, B4, B5 und B6 ist der Wissenstransfer in die Praxis bereits im ersten Ausbildungsjahr wesentlich.

Die Nebenkategorie *7c Umsetzung* enthält alle Aussagen der Probanden zur Umsetzung des Konzeptes. Proband B1 ist der Ansicht, dass die Vermittlung der Theorie und die Umsetzung in die Praxis von unterschiedlichen Dozenten aus verschiedenen Fachbereichen erfolgen sollten. Proband B2 findet es wesentlich, die Kompetenzentwicklung der Lernenden in der Ausbildung bei der Erstellung des Konzeptes zu berücksichtigen. Um zu klären, ob das Konzept zum Erwerb von kommunikativen Kompetenzen umsetzbar ist, schlägt Proband B2 vor: „Man testet das und lässt es über einen ganzen Ausbildungszyklus von drei Jahren laufen." (B2 Z.: 530-532). Dies bietet die Möglichkei eventuell notwendige Veränderungen des Konzeptes vornehmen zu können. Nach einem Zeitraum von drei Jahren, könnten die Inhalte im Rahmen der Novellierung des Berufsgesetzes in ein neues Curriculum aufgenommen und in die logopädische Ausbildung implementiert werden. Proband B3 spricht sich für die Beibehaltung der bisherigen zeitlichen Struktur der Vermittlung der Lerninhalte in der Ausbildung aus. Proband B4 hält ein Grundlagengerüst zur Vertiefung von Ausbildungsinhalten im Bereich Kommunikation für sinnvoll. Proband B5 schlägt vor das Thema Kommunikation für die Lernenden während der Ausbildung immer wieder zu thematisieren und Proband B6 hält eine zeitnahe Verknüpfung von theoretischen Inhalten mit der Praxis für notwendig.

## 5.8 Kategorie K8 Transfer

In der Kategorie *K8 Transfer* werden alle Aussagen der Probanden, die sich auf die Möglichkeiten und die Voraussetzungen für den Transfer sowie auf die Anwendung von kommunikativen Kompetenzen in der Berufspraxis beziehen, beschrieben. Sie enthält die vier Nebenkategorien: *8a Methodik, 8b Setting, 8c Kompetenzentwicklung* und *8d Ressourcenorientierung*.

Die Nebenkategorie *8a Methodik* umfasst alle Vorschläge der Probanden zur Sicherung des erworbenen Wissens. Die Vorschläge beziehen sich sowohl auf die didaktische Gestaltung des Unterrichts, als auch auf die Methoden, die im Rahmen der Ausbildungssupervision bei Hospitationen und Supervisionen von den Lehrenden zur Sicherung des erworbenen Wissens eingesetzt werden können. Die Probanden B1, B2, B3, B4 und B5 halten den Einsatz von Rollenspielen für wichtig, um Erfahrungen zu sammeln und den Praxisbezug herstellen zu können. „Das sind Sachen, die man üben und in Rollenspielen erfahren kann, um diese

Macht der Kommunikation zu spüren." (B4 Z.: 216-217). Videobeispiele bieten aus Sicht der Probanden B2, B3, B4 und B5 eine Möglichkeit, die Kommunikation mit Patienten zu analysieren. Proband B1 findet den Austausch über theoretische Inhalte in Gesprächen wichtig. Die Gespräche sollten im Unterricht mit Dozenten im Klassenverband und als Austausch der Lernenden untereinander erfolgen. Wesentlich sind für Proband B2 und B4 Falldarstellungen, um anhand dieser Beispiele Lösungen bei Problemen in der Kommunikation mit Patienten zu finden. „Im dritten Ausbildungsjahr können die Schüler verstärkt ihre Fälle im Rahmen der Supervision, der Supervisionsgruppen, der Kollegialen Beratung oder im *Reflecting Team* einbringen." (B4 Z.: 348-351). Bei der Vorstellung von verschiedenen Fällen können die Lernenden üben die Darstellungen mit klaren und verständlichen Formulierungen zu präsentieren. Die Probanden B2, B3 und B4 nennen explizit die Methoden Kollegiale Beratung und *Reflecting Team* für den Transfer von Wissen. Proband B3 schlägt vor Tonaufnahmen zur Analyse von Fragetechniken oder von paraverbalen Merkmalen im Gespräch zu nutzen. Proband B4 hält *E-learning* Module als zusätzliches Lernmedium und ein Lerntagebuch zur Dokumentation des eigenen Lernprozesses für sinnvoll. Aus Sicht von Proband B6 ist für die Lernenden ein transparentes und nachvollziehbares Handeln der Lehrenden wesentlich.

In der Nebenkategorie *8b Setting* wurden alle Aspekte, die in den Zusammenhang mit der praktischen Ausbildung im Rahmen der Ausbildungssupervision gesetzt werden können, eingeordnet. Alle Probanden teilen die Meinung, dass die Hospitationen und die Arbeit mit Patienten unter Supervision von Lehrenden, die Möglichkeit zur Integration der Theorie in die Praxis bieten. Nach Ansicht von Proband B1 und B6 ist eine individuelle Begleitung der Lernenden durch die Lehrenden erforderlich, denn die Durchführung von Therapien unter Supervision von Lehrenden ermöglicht die Kompetenzentwicklung der Lernenden. Aus Sicht von Proband B2 und B3 können in Hospitationen Beobachtungen im Hinblick auf die Anwendung von kommunikativen Kompetenzen in der Interaktion mit Patienten stattfinden. Für Proband B3 ist es wichtig, den Lernenden „bei den Hospitationen verschiedene Beobachtungsaufgaben zu geben, so dass die Schüler das Reflektieren über die kommunikativen Fähigkeiten lernen." (B3 Z.: 244-246). Für Proband B4 ist die Sicherstellung von fachlichen Kompetenzen zu Beginn des Supervisionsprozesses wesentlich, bevor die Arbeit an kommunikativen Kompetenzen erfolgen kann. Proband B5 hält die Analyse von Schwierigkeiten in der Kommunikation mit Patienten bei Therapien, die von Lernenden durchgeführt werden, für notwendig. Für Proband B6 ist das gemeinsame Lernen mit anderen Lernenden im eigenen Kurs oder kursübergreifend mit Lernenden aus anderen Jahrgängen relevant.

In der Nebenkategorie *8c Kompetenzentwicklung* sind alle Aussagen der Probanden im Hinblick auf die Kompetenzentwicklung der Lernenden zusammengefasst. Hier geht es um den persönlichen Entwicklungsprozess der Lernenden, die Rolle der Lehrenden in diesem Prozess und die Möglichkeiten zum gezielten Einsatz von kommunikativen Kompetenzen im späteren Berufsalltag. Alle sechs Proban-

den betrachten die Kompetenzentwicklung der Lernenden als einen Entwicklungsprozess im Verlauf der Ausbildung. Proband B1, B4 und B5 halten eine systematische Begleitung der Lernenden bis zum ausgebildeten Berufsanfänger für wichtig.
Ihrer Ansicht nach ermöglicht das Führen von regelmäßigen Entwicklungsgesprä-
chen den Lehrenden, den Unterstützungsbedarf der Lernenden zu klären. Für
Proband B2 und B4 ist es notwendig den jeweiligen Kompetenzentwicklungsstand
der Lernenden vom Beginn der Ausbildung bis zu ihrem Abschluss zu berücksichtigen. „Die Kompetenzentwicklung sollte Berücksichtigung finden mit den Anforderungen und den Erwartungen, die ich an Schüler in einem gewissen Ausbildungs-
stand stelle." (B2 Z.: 480-483). Proband B3 stellt im Hinblick auf die Stufen vom
Wissenserwerb bis zum Transfer in die Praxis fest: „Es ist ein schrittweises Her-
angehen und den Bogen schrittweise von der Theorie in die Praxis spannen." (B3
Z.: 262-263). Proband B4 betrachtet die Entwicklung von kommunikativen Kompetenzen als einen Prozess, der mit dem Abschluss der Ausbildung nicht beendet
ist, sondern eine eigenständige Weiterentwicklung, auch in der Zeit nach der Ausbildung, erfordert. Für Proband B6 ist es wesentlich die Lernenden im Verlauf der
Ausbildung zunehmend als zukünftige Kolleginnen zu sehen und sie individuell zu
unterstützen.

In der Nebenkategorie *8d Ressourcenorientierung* wurden alle Aussagen der Probanden zum Thema Ressourcen eingeordnet. Dabei wird das Thema Ressourcen
von den Probanden in verschiedenen Kontexten beleuchtet, sowohl in der Arbeit
mit Patienten, als auch im Hinblick auf die Lernenden. Proband B1 und B2 finden
es wichtig, die Arbeit mit Patienten ressourcenorientiert zu gestalten. Für Proband
B4 ist die Ausbildungssupervision in der Logopädie eine große Ressource, da hier
die Möglichkeit für Feedback an die Therapeutinnen aus vielen verschiedenen
Perspektiven möglich ist. Aus Sicht von Proband B6 ist es notwendig, dass Lehrende auf die Ressourcen der Lernenden vertrauen und vermitteln, dass Selbst-
fürsorge essenziell ist. Es ist notwendig „zu lernen mit den eigenen Fähigkeiten
und Ressourcen umzugehen, in der therapeutischen Arbeit." (B6 Z.: 273-275).
Von Proband B3 und B5 konnten keine Aussagen abgeleitet werden.

# 6 Diskussion

Im Rahmen der qualitativen Untersuchung konnte die Forschungsfrage geklärt werden. Die Aussagen der Probanden zeigen auf, welche kommunikativen Kompetenzen die Lernenden aus Sicht der Lehrenden in ihrer Ausbildung zur Logopädin für eine erfolgreiche Kommunikation in ihrem zukünftigen Berufsalltag erwerben sollten. Die Probanden konnten die weiteren Fragestellungen, die sich zum einen auf die Gestaltung der Lernumgebung und zum anderen auf die Berücksichtigung der Kompetenzentwicklung der Lernenden bei der Erstellung des Konzeptes bezogen, ebenfalls beantworten. Zuerst werden die in Kapitel fünf dargestellten Ergebnisse diskutiert und die daraus abgeleiteten fünf Module und die vier Implikationen für die Konzepterstellung erläutert. Anschließend erfolgt die kritische Betrachtung des methodischen Vorgehens und am Ende wird ein Fazit hinsichtlich der Untersuchungsergebnisse und ihrer Relevanz für die Konzeptentwicklung gezogen.

## 6.1 Ergebnisinterpretation

Die Ergebnisse der Untersuchung zeigen, dass die Entscheidung für ein qualitatives Forschungsdesign zielführend war. Die Experteninterviews ermöglichten es, das Wissen, die Erfahrungen und die Sichtweisen der Lehrenden zu den im Leitfaden formulierten Fragen zu erheben. Die Analyse der Interviews führte anhand der induktiv abgeleiteten Kategorien, sowohl zur Beantwortung der Forschungsfrage, als auch zur Beantwortung der weiteren Fragen, die in diesem Zusammenhang gestellt wurden. Das abgeleitete Kategoriensystem von acht Haupt- und jeweils vier bzw. drei Nebenkategorien ist die Grundlage auf der die Erstellung des Konzeptes zur Entwicklung von kommunikativen Kompetenzen in der Ausbildung zur Logopädin erfolgte. Zunächst werden die Aussagen der Probanden diskutiert und der Bezug ihrer Aussagen zu dem daraus entwickelten Konzept „Kommunikative Kompetenzen in der Logopädie" hergestellt. Die Diskussion der einzelnen Kategorien erfolgt nicht in chronologischer Reihenfolge von *K1* bis *K8*, sondern die Reihenfolge wurde unter dem Gesichtspunkt gewählt, ob aus der Kategorie ein Modul oder eine Implikation entwickelt werden konnte. Im ersten Schritt werden die Kategorien *K1*, *K2*, *K5* und *K6* diskutiert. Im weiteren Verlauf folgen die Kategorien *K7*, *K8*, *K3* und abschließend die Kategorie *K4*.

Die Aussagen der Probanden, die der Kategorie *K1 Grundlagen der Kommunikation* zugeordnet wurden, machen deutlich, dass alle Probanden eine klare Vorstellung davon haben, welche Inhalte in Theorie und Praxis vermittelt werden sollten, damit die Lernenden eine professionelle Kommunikationskompetenz erwerben können. Kommunikationspsychologische Kenntnisse sind aus Sicht der Probanden die Ausgangsbasis für die Entwicklung von kommunikativen Kompetenzen. Dies spiegelt sich in den vier Nebenkategorien: *1a Kommunikationsmodelle*, *1b Gesprächsführung*, *1c Feedback* und *1d Therapeutische Grundhaltung* wieder. So werden von den Probanden unterschiedliche Modelle und Konzepte, wie die vier Seiten einer Nachricht von Schulz von Thun, die Kommunikationsregeln von Watzlawick, die Transaktionsanalyse (TA) nach Berne, die Themenzentrierte Interaktion (TZI) von Cohn sowie die gewaltfreie Kommunikation nach Rosenberg explizit genannt. Sie verdeutlichen aus ihrer Sicht die Komplexität von Kommunikationsprozessen und können von den Lernenden zur Analyse der Kommunikation mit Patienten oder im interdisziplinären Kontext nutzt werden. Nach Ansicht von Büttner und Quindel ermöglichen Kommunikationsmodelle wichtige Kenntnisse über Kommunikationsprozesse, denn diese Modellvorstellungen der zwischenmenschlichen Kommunikation erleichtern der Therapeutin die Analyse von Gesprächssituationen und erlauben ein reflektiertes Vorgehen im Therapiegespräch (vgl. Büttner, Quindel 2005: 10).

Auch die Gesprächsführung ist für alle Probanden von großer Relevanz. Die Lernenden müssen Gespräche vorbereiten können und im Verlauf des Gespräches mit den Patienten und Angehörigen oder auch anderen Gesprächspartnern in der Lage sein den roten Faden in Gesprächen zu behalten. Es ist daher notwendig ein Modell für die Struktur von Gesprächen zu kennen, denn ein Modell kann als Grundlage und zur Orientierung für eine klare Strukturierung des Gespräches, sowohl beim Informieren als auch beim Beraten von Patienten und Angehörigen im Therapieprozess dienen (vgl. ebd.: 84f.). In diesem Zusammenhang nennen alle Probanden auch die Gesprächsführungstechniken als wichtige Elemente der Gesprächsführung. Sie sehen das aktive Zuhören und das Paraphrasieren, aber auch Fragetechniken als wesentliche Instrumente für eine gelingende Kommunikation an. Die nonverbale Kommunikation ist ebenfalls von Bedeutung, denn ein fundiertes Wissen über die verschiedenen Arten nonverbalen Kommunikationsverhaltens bewahrt die Therapeutin vor voreiligen, möglicherweise falschen Interpretationen von nonverbalen Verhaltensweisen eines Patienten. Zum Beispiel, wenn die verbalen Möglichkeiten eines Patienten aufgrund der Kommunikationsstörung bei einer Aphasie zur Informationsvermittlung nicht ausreichen oder wenn der paraverbale Ausdruck eines Patienten durch eine Stimmstörung beeinträchtigt ist (vgl. Bröckel 2005: 45).

Neben den Kommunikationsmodellen und der Gesprächsführung ist auch das Thema Feedback für alle Probanden essenziell. Anderen konstruktives Feedback zu geben und selbst auch annehmen zu können, ist aus Sicht der Probanden eine grundlegende Voraussetzung zur Kompetenzentwicklung der Lernenden. Feedback erfolgt in vielen Situationen in der Ausbildung und ermöglicht einen Abgleich von Fremd- und Selbstbild. Die angehenden Therapeutinnen geben während der Therapie Feedback an die Patienten, erhalten aber auch selbst, im Rahmen der Ausbildungssupervision bei der gemeinsamen Reflexion nach der Therapie, Feedback von den Lehrenden und den Hospitierenden. Nach Kanitz bietet Feedback die Chance aus den Rückmeldungen der anderen zu lernen und zu erkennen, welche Kompetenzen weiterentwickelt werden müssen. Wichtig ist, dass das Feedback wertschätzend, konkret und auf Beobachtungen basierend formuliert wird (vgl. Kanitz 2015: 62). Feedback-Regeln sollten daher in der Ausbildung, als Basis für die gemeinsame Kommunikation eingeführt werden.

Eine grundlegende Rolle spielt für alle Probanden auch die therapeutische Haltung im Kontakt mit den Patienten. Die in der klientenzentrierten Gesprächsführung nach Rogers genannte Grundhaltung von Therapeutinnen mit den drei Basisvariablen Empathie, Akzeptanz und Kongruenz, sind für die Probanden die Grundbedingung für einen gelingenden Kontakt mit Patienten und Angehörigen. Nach Meinung von Rogers ermöglichen Empathie, Akzeptanz und Kongruenz den Aufbau einer vertrauensvollen Beziehung mit den Patienten und damit den Erfolg einer Therapie (vgl. Rogers 2013: 23). Für die Probanden ist es außerdem ganz wesentlich, dass die Inhalte nicht nur theoretisch im Unterricht vermittelt werden, sondern dass eine enge Verknüpfung der Theorie mit der Praxis stattfindet, um den Transfer zu ermöglichen.

Aus den in der Kategorie *K1 Grundlagen der Kommunikation* zusammengefassten Ergebnissen, konnten daher zwei Module für das Konzept entwickelt werden: *M1 Grundlagen der Kommunikation* und *M2 Grundlagen der Gesprächsführung*.

Auch zur Frage nach den kommunikativen Kompetenzen in der Interaktion mit Patienten und Angehörigen gibt es von allen Probanden konkrete Aussagen, die in der Kategorie *K2 Patient* mit den vier Nebenkategorien: *2a Beziehung, 2b Störungsbildorientierung, 2c Patientenorientierung* und *2d Handlungsfelder* zusammengefasst wurden. Der Aufbau einer konstruktiven Beziehung und die Anpassung der eigenen Sprache an die kommunikativen Möglichkeiten der Patienten stehen für alle Probanden im Vordergrund der therapeutischen Arbeit. Wesentlich ist aus ihrer Sicht, dass die Lernenden einen Perspektivenwechsel vornehmen können, um Wünsche und Bedürfnisse von Patienten zu erkennen. Als wichtigstes Handlungsfeld nennen die Probanden die Beratung von Patienten und Angehörigen sowie die Elternberatung. Eine Beratung von Patienten, Angehörigen und Eltern findet bei der Vermittlung von Diagnostikergebnissen, aber auch innerhalb des Therapieprozesses statt, denn die Beratung ist Bestandteil jeder logopädischen Therapie (vgl. Clausen-Söhngen 2005: 24). Stieger betont, dass die Kommunikation mit Patienten, Angehörigen und Eltern ein wichtiger Bestandteil der Therapie ist und deshalb bereits während der Ausbildung gelehrt werden sollte (vgl. Stieger 2009: 273). Aus den in dieser Kategorie *K2 Patient* zusammengefassten Ergebnissen wurde das dritte Modul *M3 Therapeutische Gespräche* entwickelt. Die Ergebnisse aus dieser Kategorie führten auch zur Erweiterung des Einschätzungsbogens „Kommunikative Kompetenzen", um den Baustein **„Therapeutische Kommunikation"** (siehe Anlage 3).

Als nächstes stehen die Ergebnisse der Kategorie *K5 Intra- und interprofessionelle Zusammenarbeit* mit den Nebenkategorien: *5a Fachsprache, 5b Menschenbild, 5c Gesprächsführung im Team* und *5d Rhetorik* im Fokus. Die Probanden konnten die Frage nach den erforderlichen kommunikativen Kompetenzen in der intra- und interdisziplinären Zusammenarbeit ebenfalls sehr differenziert beantworten. Bei dieser Kategorie fällt allerdings auf, dass nicht von allen Probanden Aussagen abgeleitet werden konnten. Der korrekte Gebrauch von Fachbegriffen in der Zusammenarbeit mit anderen Berufsgruppen war für die Probanden B2, B4 und B5 relevant. Der wertschätzende Umgang in der intra- und interdisziplinären Zusammenarbeit wurde von den Probanden B1, B2 und B5 genannt. Es lässt sich vermuten, dass die anderen Probanden davon ausgehen, dass die therapeutische Haltung für Therapeutinnen grundlegend in Kommunikationsprozessen ist und daher in der Interaktion im Team vorausgesetzt wird. Für alle Probanden ist das Thema Gesprächsführung im Team von hoher Relevanz. Hier stehen die Strukturierung von Gesprächen sowie die Gesprächsführungstechniken im Mittelpunkt der Probandenaussagen. Die Probanden stellen fest, dass die Qualität der Kommunikation wesentlichen Einfluss auf die Qualität der gemeinsamen Arbeit nimmt. Der Bereich Rhetorik hingegen wird nur von Proband B1 und Proband B3 genannt, da ihrer Meinung nach auch die verschiedenen Teilgebiete der Rhetorik eine wichtige Rolle in der intra- und interdisziplinären Arbeit spielen. Für Proband B1 und B3 sind eine nachvollziehbare Argumentation und eine wirksame Gestaltung von Präsentationen und Vorträgen wesentlich und B1 ergänzt dies um die Themen Moderation und Verhandlung. In der Zusammenarbeit in den verschiedenen Teams ist es wichtig, Wissen über kommunikationstheoretische Hintergründe und Kenntnisse über das Führen von Beratungs- und Mitarbeitergesprächen zu haben sowie Moderationstechniken für effektive Teamsitzungen zu kennen. Präsentations- und Vortragstechniken bei Fallvorstellungen von Patienten spielen ebenfalls eine Rolle bei der professionellen Darstellung von Fällen. Argumentationstechniken sind relevant, um die eigene Position strukturiert und überzeugend im Team vertreten zu können. Notwendig erscheinen auch Strategien zur Konfliktlösung, denn sie ermöglichen die Klärung und konstruktive Lösung von Konflikten in Teams. Die fehlenden Aussagen in der Nebenkategorie *5d Rhetorik* könnten dahingehend interpretiert werden, dass den anderen Probanden die Relevanz der Rhetorik für die Qualität der Kommunikation in der intra- und interdisziplinären Zusammenarbeit nicht bewusst ist. Bisher wird in der Ausbildungs- und Prüfungsordnung im Fach Sprecherziehung nur das Thema Gesprächsführung als Bestandteil der Rhetorik aufgeführt (vgl. Ständige Konferenz der Logopädenlehranstaltsleitungen und Fachtagung der Lehrlogopäden 1993: 100; vgl. Appel, Pabst-Weinschenk 2011: 333). Aus Sicht von Bröckel sind Präsentations- und Moderationstechniken in der intra- und interdisziplinären Zusammenarbeit zwingend erforderlich (vgl. Bröckel 2005: 86). Oelke ist der Meinung, dass es für die Lernenden wesentlich ist, dass sie in der Lage sind den eigenen Standpunkt zu artikulieren und argumentativ zu vertreten (vgl. Oelke 2007: 35). Diese Kompetenzen sollten daher von den Lernenden bereits in der Ausbildung erworben werden. Aus den Ergebnissen der Kategorie **K5 Intra- und interprofessionelle Zusammenarbeit** erfolgte die Entwicklung des vierten Moduls **M4 Intra- und interprofessionelle Kommunikation**.

Die Frage nach den erforderlichen kommunikativen Kompetenzen im Bereich der interkulturellen Kommunikation, konnte von den Probanden ebenfalls beantwortet werden. Die Aussagen wurden in der Kategorie *K6 Interkulturelle Kommunikation* zusammengefasst. Hier wird deutlich, dass kommunikative Kompetenzen in der interkulturellen Kommunikation von allen Probanden für notwendig erachtet werden, auch wenn sie selbst nach eigenen Aussagen nur teilweise über Wissen und kommunikative Kompetenzen in diesem Bereich verfügen. Alle Probanden sehen die Komplexität dieses Themas und sind sich bewusst, dass allein der Erwerb von Wissen über unterschiedliche Kulturen nicht ausreichend ist, um kompetent mit Menschen aus anderen Kulturen zu kommunizieren. Nach Lange ist es notwendig ein Bewusstsein und eine entsprechende Reflexionsfähigkeit für kulturelle Unterschiede zu entwickeln, verknüpft mit einem Bewusstsein über das eigene, durch die eigene Kultur geprägte Kommunikationsverhalten (vgl. Lange 2012: 67). Kommunikative Kompetenzen sind in der interkulturellen Kommunikation mit Patienten mit Kommunikationsstörungen grundlegend für eine gelingende Kommunikation. Beushausen ist der Ansicht, dass alle Therapeutinnen über kommunikative Kompetenzen in diesem Bereich verfügen sollten (vgl. Beushausen 2009: 337). Aus den Ergebnissen der Kategorie *K6 Interkulturelle Kommunikation* wurde das fünfte Modul *M5 Interkulturelle Kommunikation* entwickelt. Die Inhalte aller fünf Module, die aus den Kategorien abgeleitet und entwickelt werden konnten, werden in Kapitel 7.5 erläutert.

Die Frage nach der Gestaltung der Lernumgebung konnte von den Probanden ebenfalls differenziert beantwortet werden. Zu diesem Thema nannten die Probanden zeitliche, aber auch inhaltliche Aspekte. Alle Aussagen wurden in der Kategorie *K7 Curriculum* mit den drei Nebenkategorien *7a Inhalte, 7b Zeit* und *7c Umsetzung* dargestellt. Alle Probanden machen deutlich, dass die Ausbildungs- und Prüfungsordnung kaum Grundlagen enthält, die zur Entwicklung von kommunikativen Kompetenzen erforderlich sind. Sie bemängeln zu geringe Inhalte für die therapeutische Arbeit mit Patienten und Angehörigen in den Bereichen Gesprächsführung und Beratung, fehlende Inhalte für die Kommunikation in der intra- und interprofessionellen Zusammenarbeit sowie für die interkulturelle Kommunikation mit Patienten und Angehörigen aus anderen Kulturen (vgl. Ständige Konferenz der Logopädenlehranstaltsleitungen und Fachtagung der Lehrlogopäden 1993). Aus Sicht der Probanden sollten Inhalte für die therapeutische Arbeit ergänzt sowie die fehlenden Inhalte umfassend in ein aktualisiertes Curriculum in einem neuen Berufsgesetz aufgenommen werden. Alle Probanden sind außerdem der Ansicht, dass Inhalte zu den Grundlagen der Kommunikation, insbesondere zur Gesprächsführung und Beratung, bereits am Anfang der Ausbildung vermittelt werden sollten. Die Lernenden haben dadurch die Möglichkeit ihr Wissen beim Einstieg in die praktische Ausbildung gezielt in der Interaktion mit Patienten und Angehörigen anzuwenden. Eine zeitnahe Verknüpfung von theoretischen Inhalten mit der Praxis halten alle Probanden für grundlegend. Die Probanden B1 und B2 haben Bedenken, dass zusätzliche Inhalte in der Berufsfachschulausbildung zur zeitlichen Überlastung von Lehrenden und Lernenden führen könnten. Aus ihrer Sicht es ist notwendig nach Möglichkeiten zu suchen, dass die genannten Inhalte zum Erwerb von kommunikativen Kompetenzen aufgenommen werden können, aber eine Überfrachtung des Lehrplans vermieden wird. Proband B2 schlägt eine Testphase über einen Ausbildungszyklus von drei Jahren zur Erprobung des Konzeptes vor. Dies wäre eine Möglichkeit eventuell notwendige Veränderungen vorzunehmen, bevor die Inhalte in ein neues Berufsgesetz aufgenommen werden und damit für einen längeren Zeitraum festgeschrieben sind.

Die Ergebnisse aus der Kategorie *K7 Curriculum* wurden in ein Zeitschema integriert, das den zeitlichen Verlauf der Entwicklung von kommunikativen Kompetenzen im Rahmen der Ausbildung auf verschiedenen Ebenen darstellt. Dieser zeitliche Verlauf der Kompetenzentwicklung und die zeitliche Struktur der Module werden in Kapitel 7.3 beschrieben.

In der Kategorie *K8 Transfer* mit den Nebenkategorien: *8a Methodik, 8b Setting, 8c Kompetenzentwicklung* und *8d Ressourcenorientierung* wurden alle Aussagen zusammengefasst, die mit dem Transfer in die Praxis in Zusammenhang stehen. Auf die Frage nach der Gestaltung der Lernumgebung, nannten die Probanden nicht nur zeitliche und inhaltliche Aspekte, sondern sie beschrieben auch die Voraussetzungen für den Transfer von kommunikativen Kompetenzen in die praktische Ausbildung von Logopädinnen. Die Frage nach der Berücksichtigung der Kompetenzentwicklung der Lernenden im Verlauf der Ausbildung, konnte ebenfalls geklärt werden. Alle Probanden betonen, dass der Transfer in die Praxis grundlegend für den Erwerb von kommunikativen Kompetenzen ist und nennen Methoden, die für die didaktische Gestaltung des Unterrichts und im Rahmen der Ausbildungssupervision eingesetzt werden können. Für die didaktische Gestaltung des Unterrichts nennen die Probanden Fall- und Videobeispiele sowie Tonbandaufnahmen zur Analyse der Kommunikation mit Patienten. Partner- und Gruppenarbeiten wurden ebenfalls genannt, denn dabei können die Lernenden kommunikative Verhaltensweisen erproben und reflektieren. Die Kooperation mit anderen Lernenden ermöglicht so den Austausch und den Abgleich der eigenen Erkenntnisse und gleichzeitig auch das Lernen von den Erfahrungen der anderen (vgl. Gillen 2006: 103). Auch *E-learning* Module als zusätzliches Lernmedium und ein Lerntagebuch zur Dokumentation des eigenen Lernprozesses wurden vorgeschlagen. Von den Probanden werden insbesondere Rollenspiele als wichtige Methode genannt, um das Führen von Gesprächen im Rahmen der Eltern-, Patienten- und Angehörigenberatung üben zu können. Auch Beushausen sieht in Rollenspielen eine gute Möglichkeit den Verhaltensspielraum zu erweitern und Handlungsalternativen zu entwickeln (vgl. Beushausen 2004: 126). Von den Probanden werden außerdem verschiedene Methoden genannt, die in der Ausbildungssupervision bei Hospitationen und bei der Durchführung von Therapien unter Supervision von Lehrenden zur Entwicklung von kommunikativen Kompetenzen eingesetzt werden können. In diesem Zusammenhang werden von Proband B3 Beobachtungsaufgaben für die Hospitation vorgeschlagen. Insbesondere in der Hospitation könnten

Beobachtungsaufgaben gegeben werden, da diese die gezielte Beobachtung der Interaktion mit den Patienten unterstützen. Hier wäre es zum Beispiel möglich den Einschätzungsbogen „Kommunikative Kompetenzen" zur Reflexion von Kommunikationssituationen einzusetzen. Die Beobachtung anhand des Einschätzungsbogens mit seinen Inhalten zu verschiedenen kommunikativen Kompetenzen, erlaubt eine bewusstere Auseinandersetzung mit den Kommunikationsprozessen in der Therapie mit den Patienten und die anschließende Dokumentation ermöglicht die gezielte Reflexion des Gesehenen (vgl. Herter-Ehlers 2012: 29). Auf diese Weise könnte die Lernsituation Hospitation zur Selbstreflexion und zum Selbstlernen genutzt werden. Ein wesentlicher Punkt ist für die Probanden vor allem die individuelle Begleitung der Lernenden durch die Lehrenden, denn dies ermöglicht es aus ihrer Sicht, die Kompetenzentwicklung der Lernenden zu unterstützen. Die Probanden schlagen regelmäßige Entwicklungsgespräche vor, in denen die Lehrenden gemeinsam mit den Lernenden den Unterstützungsbedarf klären. Die beratende Begleitung durch Lehrende kann Sicherheit vermitteln und ermöglicht es den Lernenden ihren Lernstand zu reflektieren und sich, entsprechend ihrer Bedürfnisse, neue Ziele zu setzen (vgl. Arnold et al. 2011: 115). Im Hinblick auf die Frage nach der Berücksichtigung der Kompetenzentwicklung der Lernenden im Verlauf der Ausbildung ist es für die Probanden sehr wichtig, dass die Lehrenden dabei auch den jeweiligen Kompetenzentwicklungsstand der Lernenden berücksichtigen. Die Anforderungen und Aufgaben sollten dem jeweiligen Entwicklungsstand der Lernenden angemessen sein.

Aus der Kategorie *K8 Transfer* konnten verschiedene Ergebnisse abgeleitet werden. Das sind sowohl ein Set an Methoden für den Unterricht und den Transfer in die therapeutische Tätigkeit, als auch Vorschläge zur Unterstützung der Lernenden in der Ausbildungssupervision. Neben den unterschiedlichen Methoden wurde von den Probanden insbesondere die Begleitung durch die Lehrenden und die Beachtung der Kompetenzentwicklungsstufen der Lernenden hervorgehoben.

Anhand der Ergebnisse aus der Kategorie *K8 Transfer* konnten zwei Implikationen abgeleitet werden, die nachfolgend beschrieben werden. Um die Ergebnisse aus der Kategorie *K8 Transfer* in die Struktur der Ausbildung nachvollziehbar einordnen zu können, wurde das Kompetenzentwicklungsmodell von Erpenbeck und Sauter (2015), das zunächst an die logopädische Ausbildung adaptiert wurde (vgl. Kap. 3.1), weiterentwickelt und um die Stufen der Entwicklung von kommunikativen Kompetenzen in der Logopädie erweitert (vgl. Kap. 7.1; siehe Anlage 4). In diesen zeitlichen und inhaltlichen Ablauf der Kompetenzentwicklung mit den vier Stufen Wissensaufbau, Qualifikation, Wissenstransfer in die Praxis und Kompetenzentwicklung, wurden die Ergebnisse aus Kategorie *K8 Transfer* eingeordnet. Die Beachtung des Kompetenzentwicklungsstandes der Lernenden spielt nach Ansicht der Probanden ebenfalls eine wichtige Rolle. Deshalb wurden die Merkmale der Entwicklungsstadien der Kompetenzentwicklung nach Wanetschka (2012) modifiziert (vgl. Kap. 3.2) und um die Entwicklungsstadien der Entwicklung von kommunikativen Kompetenzen erweitert (vgl. Kap. 7.2; siehe Anlage 1).

In der Kategorie **K3 Therapeutin** mit den vier Nebenkategorien: *3a Rollenbe-wusstsein, 3b Selbstreflexion, 3c Eigenes Kommunikationsverhalten* und *3d Selbstlernprozess* wurden die Aussagen zusammengefasst, die von den Proban-den in Zusammenhang mit der Frage nach den kommunikativen Kompetenzen in der Interaktion mit Patienten und Angehörigen beantwortet wurden. In diese Kate-gorie wurden sowohl die Aussagen eingeordnet, die die Situation der angehenden Therapeutinnen beschreiben, als auch die Aspekte, die in Zusammenhang mit der Entwicklung von kommunikativen Kompetenzen im Verlauf der Ausbildung rele-vant sind. Alle Probanden sind der Ansicht, dass die Lernenden im Verlauf der Ausbildung ein Rollenbewusstsein als Therapeutin entwickeln sollten. Die Lehren-den begleiten aus Sicht von Wanetschka den Aufbau der therapeutischen Identität der zukünftigen Logopädinnen über den Verlauf der gesamten Ausbildung (vgl. Wanetschka 2012: 68). Die Lernenden ihrerseits sind aus Sicht aller Probanden verantwortlich für ihren Lernprozess. Die Verantwortung für den eigenen Lernpro-zess schließt die Verantwortung für die Durchführung und die Reflexion der prakti-schen Arbeit in den eigenen Therapien mit Patienten mit ein (vgl. Clausen-Söhngen, Kellner: 2009: 35). Der Selbstlernprozess ist für die Lehrenden ein Grundpfeiler in der Ausbildung, denn Lernen ist ein aktiver und individueller Pro-zess, der von den Lernenden selbst gesteuert werden sollte. Das erworbene Wis-sen muss von den Lernenden mit ihren individuellen Erfahrungen in Zusammen-hang gebracht werden, damit diese Lernprozesse die Kompetenzentwicklung er-möglichen (vgl. Erpenbeck, Sauter 2015: 19). Proband B4 schlägt vor, dass die Lernenden ein Lerntagebuch zur Dokumentation ihrer Lernprozesse nutzen. Ein Lerntagebuch ermöglicht es den persönlichen Lernprozess zu protokollieren, um sich Lernfortschritte, aber auch bestehende Schwierigkeiten bewusst machen zu können (vgl. Klemme, Siegmann 2015: 99). Für die Probanden ist die Selbstlern-fähigkeit eng mit der Fähigkeit zur Selbstreflexion verbunden. Alle Probanden hal-ten die Selbstreflexionsfähigkeit der Lernenden für grundlegend, insbesondere um das eigene Kommunikationsverhalten zu reflektieren und so an die Erfordernisse in der Interaktion mit Patienten und Angehörigen anpassen zu können. Nach Gil-len hat die Selbstreflexion durch das Individuum selbst einen zentralen Stellenwert (vgl. Gillen 2006: 224f.) Sie ermöglicht es das eigene Handeln und somit auch das eigene Kommunikationsverhalten, fortwährend auf Situationsangemessenheit zu überprüfen und gegebenenfalls zu verändern (vgl. Pachner 2014: 439). In diesem Zusammenhang kommt auch das *Clinical Reasoning* (vgl. Kap. 3.4), insbesondere die Form des Interaktiven Reasoning[8] zum Tragen. Diese Selbstreflexion, auf der Basis von Wahrnehmungen, Beobachtungen und Emotionen in Interaktionssituati-onen mit Patienten, ermöglicht es den Lernenden über ihr Kommunikationsverhal-ten nachzudenken und an die aktuellen Erfordernisse im Therapieprozess anzu-

---

[8] Interaktives Reasoning bezieht sich auf die Interaktion zwischen Therapeutin und Patient. Interak-tives Reasoning meint das Denken und Handeln, das auf der Basis von Wahrnehmungen, Be-obachtungen und Emotionen in Interaktionssituationen auftritt. Eine Möglichkeit ist dabei die Analy-se des eigenen Kommunikationsverhaltens (vgl. Beushausen 2009: 18f.).

passen (vgl. Beushausen 2009: 18). Alle Probanden haben eine klare Vorstellung darüber, welches Kommunikationsverhalten von den Lernenden entwickelt werden muss. Im Vordergrund steht für sie eine klare und verständliche, an die Sprache des Patienten angepasste Kommunikation. Eine wichtige Unterstützung für die Lernenden ist dabei besonders das Feedback der Lehrenden (vgl. dbl 2013: 7).

Folgende Ergebnisse wurden aus der Kategorie *K3 Therapeutin* abgeleitet. Zum einen wurde die Reflexion des eigenen Kommunikationsverhaltens in das Modul *M2 Grundlagen der Gesprächsführung* aufgenommen. Zum anderen wurde der Selbstlernprozess und die Selbstreflexion als eigener, begleitender Prozess in das adaptierte Kompetenzentwicklungsmodell von Erpenbeck und Sauter (2015) mit den Stufen der Entwicklung von kommunikativen Kompetenzen in der Logopädie (vgl. Kap. 7.1; siehe Anlage 4) integriert.

In der Kategorie *K4 Lehrende* mit den Nebenkategorien *4a Vorbildfunktion, 4b Teamprozesse, 4c Kompetenzentwicklung der Lehrenden* und *4d Bedeutung von Kommunikation* wurden alle Aspekte, die in Zusammenhang mit den Lehrenden stehen zusammengefasst. In diese Kategorie wurden auch die Antworten der Probanden auf die Einstiegsfrage bezüglich der Bedeutung von Kommunikation eingeordnet. Vier von sechs Probanden nennen explizit die Vorbildfunktion von Lehrenden, da diese als Modell für eine professionelle Kommunikation für die Lernenden dienen können. Gleichzeitig wird damit aber auch ein hoher Anspruch verbunden, denn das setzt vielfältige kommunikative Kompetenzen auf Seite der Lehrenden voraus. In diesem Zusammenhang wurde von den Probanden deutlich gemacht, dass aus ihrer Sicht nicht alle Lehrenden über die erforderlichen kommunikativen Kompetenzen verfügen. Die Aussagen lassen vermuten, dass manche der Lehrenden noch Fortbildungen im Bereich der mündlichen Kommunikation benötigen. Es wurde von den Probanden aber keine Einschätzung über eine mögliche Anzahl von Lehrenden mit Fortbildungsbedarf getroffen. Allerdings betrachtete keiner der Probanden, die in der eigenen Ausbildung erworbenen kommunikativen Kompetenzen als ausreichend, weder für die logopädische Arbeit mit Patienten und Angehörigen noch für die Lehrtätigkeit. Alle Probanden haben daher nach ihrer Ausbildung zur Logopädin ihre Kommunikationskompetenzen weiterentwickelt, entweder durch ein Studium im Bereich Kommunikation und Rhetorik oder durch gezielte Weiterbildungen in diesem Bereich. Aus Sicht der Probanden ist es notwendig, dass Lehrende an den Berufsfachschulen gemeinsam festlegen, wie die Entwicklung von kommunikativen Kompetenzen der Lernenden in der Ausbildung am besten unterstützt werden kann. Die Aussagen aller Probanden zur Bedeutung von kommunikativen Kompetenzen von Logopädinnen im Berufsalltag waren absolut übereinstimmend. Alle teilen die Ansicht, dass kommunikative Kompetenzen einen sehr hohen Stellenwert in der therapeutischen Arbeit haben. Die kommunikativen Kompetenzen werden als Basis und Fundament für den gesamten Therapieprozess sowie als Dreh- und Angelpunkt in der Therapie gesehen. Kommunikative Kompetenzen werden als Instrument betrachtet, das es ermöglicht die Fachkompetenz sichtbar zu machen und die Therapien erfolgreich durchzuführen.

Die Ergebnisse der qualitativen Untersuchung lassen sich wie folgt zusammenfassen. Zunächst konnte ein Kategoriensystem von acht Haupt- und jeweils vier bzw. einmal drei Nebenkategorien abgeleitet werden. Dieses Kategoriensystem diente als Grundlage für die Entwicklung des Konzeptes „Kommunikative Kompetenzen in der Logopädie". Aus den Kategorien *K1 Grundlagen der Kommunikation, K2 Patient, K5 Intra- und interprofessionelle Zusammenarbeit* und *K6 Interkulturelle Kommunikation* konnten insgesamt 5 Module mit folgenden Themen entwickelt werden: *M1 Grundlagen der Kommunikation, M2 Grundlagen der Gesprächsführung, M3 Therapeutische Gespräche, M4 Intra- und interprofessionelle Kommunikation* und *M5 Interkulturelle Kommunikation.* Anhand der Aussagen der Probanden konnte auch das Kompetenzentwicklungsmodell von Erpenbeck und Sauter (2015) weiterentwickelt und um die Stufen der Entwicklung von kommunikativen Kompetenzen in der Logopädie erweitert werden. Dieses Modell ermöglicht es die weiteren Ergebnisse aus den Kategorien *K8 Transfer, K3 Therapeutin* und *K4 Lehrende* einzuordnen und in der Struktur der Ausbildung nachvollziehbar zu verorten. Die Ergebnisse aus der Kategorie *K2 Patient* führten zur Erweiterung des Einschätzungsbogens „Kommunikative Kompetenzen" mit dem neuen Baustein **„Therapeutische Kommunikation".** Die Ergebnisse aus der Kategorie *K7 Curriculum* wurden in ein Zeitschema integriert. Anhand der Ergebnisse aus der Kategorie *K8 Transfer* konnten die Merkmale der Entwicklungsstadien der Kompetenzentwicklung nach Wanetschka (2012) modifiziert und um die Entwicklungsstadien der Entwicklung von kommunikativen Kompetenzen erweitert werden. Diese Ergebnisse wurden in die Konzeptentwicklung einbezogen (siehe Abbildung 7).

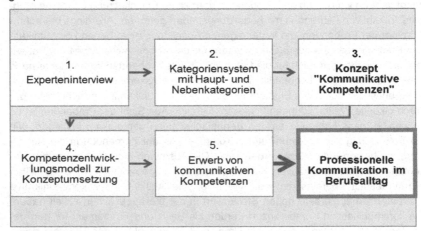

Abbildung 7: Ergebnisse der qualitativen Untersuchung

## 6.2 Methodenkritik

Nach der Diskussion der Ergebnisse und den daraus abgeleiteten Implikationen wird abschließend das methodische Vorgehen kritisch betrachtet. Nach Mayring sind auch in der qualitativen Forschung Gütekriterien grundlegend und müssen den Methoden angemessen sein (vgl. Mayring 2002: 142). Eines der Kriterien ist die Verfahrensdokumentation, denn damit können die Vorgehensweise und der Forschungsprozess nachvollziehbar beschrieben werden. In Kapitel vier wurden daher das Forschungsdesign, der Interviewleitfaden und das Vorgehen bei der Datenerhebung im Rahmen der Experteninterviews erläutert. Die Darstellung des Auswertungsvorgangs und des daraus abgeleiteten Kategoriensystems erfolgte ebenfalls. Neben der Verfahrensdokumentation ist nach Mayring außerdem die Regelgeleitetheit, also die systematische Bearbeitung des gewonnenen Datenmaterials wesentlich. Dieses Kriterium ist erfüllt, da die Untersuchung anhand der zusammenfassenden Inhaltsanalyse erfolgte (vgl. Mayring 2002: 145f; vgl. Steinke 2013: 324). Auch das Kriterium der Nähe zum Gegenstand wurde umgesetzt, denn die Fragestellungen knüpften direkt an den Erfahrungen der Probanden als Lehrende an einer Berufsfachschule an (vgl. Mayring 2002: 146). Die Auswertung und die Interpretation der Experteninterviews waren vom Vorwissen der Forscherin als Lehrende geprägt, da der persönliche Hintergrund und die Eindrücke der Forscherin einbezogen wurden. (vgl. Schreier 2013: 192). Allerdings ist das eine Einschränkung, die in der qualitativen Forschung grundsätzlich akzeptiert werden muss, denn nach Bogner et al. ist es möglich, dass der Interviewer ein Co-Experte mit gleichartiger Fachkompetenz ist (vgl. Bogner et al. 2005: 63). Kritisch ist zu sehen, dass die Interviews nicht von mehreren Forschenden unabhängig voneinander ausgewertet wurden. Um eine gute Intercoder-Reliabilität zu erreichen, hätten die Interviews von verschiedenen Forschenden analysiert werden müssen, um dann anschließend die Ergebnisse vergleichen zu können (vgl. Mayring 2015: 53). Weitere Gütekriterien wie die kommunikative Validierung und die Triangulation konnten im Rahmen dieser Masterarbeit nicht durchgeführt werden (vgl. Mayring 2002: 147f.).

## 6.3 Fazit

Die Ergebnisse der Untersuchung ermöglichten es ein Kategoriensystem mit Haupt- und Nebenkategorien abzuleiten und daraus ein modularisiertes Konzept mit fünf Modulen zu entwickeln. Aus den Ergebnissen konnten auch vier verschiedene Implikationen abgeleitet werden. Diese sind erstens: die Erweiterung des Kompetenzentwicklungsmodells von Erpenbeck und Sauter (2015) um die Stufen der Entwicklung von kommunikativen Kompetenzen in der Logopädie, zweitens: die Erweiterung der Taxonomie der Entwicklungsstadien der Kompetenzentwicklung, um die Entwicklungsstadien von kommunikativen Kompetenzen, drittens: das Zeitschema zum zeitlichen Verlauf der Kompetenzentwicklung und viertens: die Erweiterung des Einschätzungsbogens „Kommunikative Kompetenzen" um

den Baustein „Therapeutische Kommunikation". Die Generalisierbarkeit der Ergebnisse ist allerdings aufgrund der kleinen Stichprobe von sechs Probanden als
eingeschränkt zu betrachten. Es sollte eine weitere qualitative Untersuchung mit
einer größeren Stichprobe von Lehrenden erfolgen (vgl. Flick 2014: 522). Ein Ausblick auf weitere mögliche Untersuchungen wird in Kapitel 8 vorgenommen.

# 7 Konzept zur Entwicklung von kommunikativen Kompetenzen

Im folgenden Kapitel wird das Konzept zur Entwicklung von kommunikativen Kompetenzen in der Ausbildung zur Logopädin erläutert und die beiden Implikationen, die aus der Kategorie **K8 Transfer** abgeleitet wurden, werden beschrieben. Das sind zum einen das Kompetenzentwicklungsmodell von Erpenbeck und Sauter (2015) (vgl. Kap. 3.1) mit den Stufen der Entwicklung von kommunikativen Kompetenzen in der Logopädie und zum anderen die Taxonomie der Merkmale der Kompetenzentwicklung von kommunikativen Kompetenzen als vorprofessionelle Therapeutin. Die Strukturierung des Konzeptes auf der Grundlage der Ergebnisse aus der Kategorie **K7 Curriculum** wird erklärt, dies sind die Umsetzung der Module in drei Phasen sowie das Zeitschema zur Entwicklung von kommunikativen Kompetenzen in der Ausbildung. Anschließend erfolgt die Darstellung der Methodik und die Module mit Inhalten und Zielsetzungen werden beschrieben.

Das Ziel dieses Konzeptes ist es, den Lernenden, auf der Basis von wissenschaftlich fundierten Theorien, die Entwicklung von kommunikativen Kompetenzen für eine professionelle und erfolgreiche Kommunikation in ihrem späteren Berufsalltag zu ermöglichen. Nicht nur die Entwicklung von therapeutischer Handlungskompetenz, sondern auch die Entwicklung von kommunikativen Kompetenzen ist ein grundlegendes Ziel der Ausbildung (vgl. dbl 2010: 5).

## 7.1 Grundlagen

Das Kompetenzentwicklungsmodell von Erpenbeck und Sauter (2015) dient als Grundlage für das Konzept „Kommunikative Kompetenzen in der Logopädie". Es wird erläutert wie die Entwicklung von kommunikativen Kompetenzen in der Ausbildung an Berufsfachschulen verortet werden kann und der Bezug des Kompetenzmodells zu den unterschiedlichen Lernsituationen in der Ausbildung wird hergestellt. Kommunikative Kompetenzen zeigen sich erst in der Interaktion mit Patienten und Angehörigen sowie in der Kommunikation mit Lernenden und Lehrenden, denn Kompetenz wird in der Performanz sichtbar (vgl. Schüßler 2011: 239). Notwendig sind daher entsprechend gestaltete Lernsituationen, damit der Theorie-Praxis-Transfer gelingen kann (vgl. Brinker 2014: 213). Die unterschiedlichen Lernsituationen in der logopädischen Ausbildung, mit ihrer Zuordnung zum Kompetenzmodell, werden zunächst erläutert.

Der ersten Stufe, der Stufe des Wissensaufbaus, wurde der Bereich I. a) Unterricht und Vorlesung zugeordnet. Für den Aufbau des Wissens konnte aus den Vorschlägen der Probanden ein Methodenpool zusammengestellt werden. Das kooperative Lernen, Fallbeispiele und die Analyse der Kommunikation mit Patienten anhand von Video- und Tonbandaufnahmen können zur Vermittlung der Lerninhalte genutzt werden. Dieser Stufe wurden, als gleichzeitig parallel verlaufender Prozess, der Selbstlernprozess und die Selbstreflexion zugeordnet, denn die Kompetenzentwicklung erfordert, dass das Wissen von den Lernenden individuell und aktiv erarbeitet wird. Die Lernenden können durch das Führen eines Lernta-gebuchs ihren Lernprozess dokumentieren oder durch die Nutzung von E-Learning-Modulen selbstständig neues Wissen erwerben.

Der zweiten Stufe, der Stufe der Qualifikation, wurde der Bereich II. a) (Fach-) Praktischer Unterricht und Sprecherziehung zugeordnet. Auf dieser Stufe findet die Sicherung des Wissens durch unterschiedliche Übungen statt. Hier sollen vor allem Rollenspiele genutzt werden, um das Führen von Gesprächen in Anamnese- und Diagnostiksituationen sowie bei der Eltern-, Patienten-, und Angehörigenbera-tung üben zu können. Der Reflexionsbogen zur Gesprächsplanung kann von den Lernenden zur Strukturierung von Gesprächen eingesetzt werden (siehe Anlage 2). Der Selbstlernprozess und die Selbstreflexion laufen weiterhin als zweite Ebe-ne parallel mit. Das Lerntagebuch wird von den Lernenden zur Reflexion des Lernprozesses selbstständig weitergeführt, damit sie ihre Lernergebnisse eigen-verantwortlich überprüfen können. Der modifizierte Einschätzungsbogen „Kommu-nikative Kompetenzen" kann von den Lernenden als Instrument zur Beurteilung von kommunikativen Kompetenzen in den unterschiedlichen Kommunikationssitu-ationen innerhalb der Übungen verwendet werden. Die Lernenden könnten ent-weder als Beobachtende bei Rollenspielen eine Beurteilung von kommunikativen Kompetenzen anderer vornehmen oder aber, im Anschluss an die Rollenspiele, ihre eigenen kommunikativen Kompetenzen einschätzen.

Auf der dritten Stufe erfolgt der Wissenstransfer in die Praxis. Der Stufe Wissens-transfer in die Praxis III a) wurde der Bereich Ausbildungssupervision zugeordnet, mit dem Schwerpunkt Hospitation der Lernenden sowie der Arbeit der Lernenden in Tandems Hier beginnt der Praxiseinstieg der Lernenden und die Arbeit als Tan-dem ermöglicht das kooperative Arbeiten zu zweit. So kann das Erfahrungswis-sen, das im Therapieprozess gesammelt wurde, ausgetauscht werden und die Lernenden können sich gegenseitig durch Feedback unterstützen. Die Methoden, die in der anschließenden Reflexion nach den Therapien genutzt werden können, sind die Kollegiale Beratung und das Reflecting Team. Beide Methoden können hier zur Reflexion von Fragen, die im Zusammenhang mit Problemen im Kommu-nikationsprozess mit Patienten stehen, eingesetzt werden und ermöglichen eine systematischen Erarbeitung von Lösungen (vgl. Kap. 7.4). Der Selbstlernprozess und die Selbstreflexion laufen auch auf dieser Stufe parallel weiter und tragen zur Entwicklung von kommunikativen Kompetenzen bei. Als Instrumente stehen den Lernenden auch in diesem Kontext das Lerntagebuch, der Reflexionsbogen zur Gesprächsplanung und der Einschätzungsbogen „Kommunikative Kompetenzen" zur Verfügung.

Als letzter Schritt folgt die vierte Stufe, die Stufe der Kompetenzentwicklung IV. a), die ebenfalls in der Ausbildungssupervision stattfindet. Zur Stufe der Kompetenz-entwicklung gehört die Durchführung von eigenen Therapien in den unterschiedli-chen logopädischen Störungsbildern. Die Arbeit im Tandem, das Feedback von Lehrenden und die Analyse von Kommunikation im Therapieprozess stehen im Fokus. Individuelle Entwicklungsgespräche mit Lehrenden finden statt, denn sie unterstützen die Lernenden bei der Entwicklung von kommunikativen Kompeten-zen. Der Selbstlernprozess und die Selbstreflexion der Lernenden verlaufen auch auf der vierten Stufe weiter parallel mit. Neben dem Lerntagebuch, dem Reflexi-onsbogen zur Gesprächsplanung und dem Einschätzungsbogen „Kommunikative Kompetenzen", soll hier zusätzlich ein Kompetenzprofil in Form eines Kompetenz-rades den Lernenden ein Gesamtbild ihres Kompetenzentwicklungsstandes im Bereich kommunikative Kompetenzen ermöglichen (vgl. North 2017: 470). Die Lernenden könnten mithilfe einer Kompetenzmatrix den aktuellen Stand ihrer Kompetenzentwicklung sichtbar machen und sich, abhängig vom Ergebnis, selbst neue Ziele setzen.

## 7.2   Entwicklung von kommunikativen Kompetenzen

Die Beachtung des Kompetenzentwicklungsstandes von Lernenden spielt in der Ausbildung zur Logopädin ebenfalls eine wichtige Rolle. Die Kompetenzentwick-lung der Lernenden findet in den unterschiedlichen Lernräumen in aufeinanderfol-genden Stufen statt. Die Lernenden durchlaufen die vier beschriebenen Stufen im Verlauf der Ausbildung immer wieder, wenn sie etwas Neues lernen. Durch diesen Prozess wird die Kompetenzentwicklung der Lernenden ermöglicht und anhand von unterschiedlichen Merkmalen im Verlauf der Ausbildung vom ersten bis zum dritten Ausbildungsjahr erkennbar. Das ist relevant für die Lehrenden, denn die Anforderungen und Aufgaben, die sie den Lernenden stellen, sollen dem jeweili-gen Entwicklungsstand angemessen sein. Die Taxonomie mit den grundsätzlichen Merkmalen der Kompetenzentwicklung wurde daher auf die Entwicklung von kommunikativen Kompetenzen als vorprofessionelle Therapeutin übertragen (vgl. Beushausen 2009:36; vgl. Wanetschka 2012: 49). Dies ermöglicht den Lehrenden ihre Anforderungen und Aufgaben im Bereich Kommunikation auf den Entwick-lungsstand der Lernenden abzustimmen.

Die folgenden Merkmale der Entwicklung von kommunikativen Kompetenzen sind im Verlauf der Ausbildung erkennbar. Im ersten Ausbildungsjahr (1./ 2. Semester) zeigen die Lernenden noch Lücken in Wissensbereichen und die Fokussierung auf das eigene Gesprächsverhalten steht im Vordergrund. Sie benötigen noch Unter-stützung bei der Strukturierung von Gesprächen, zeigen Unsicherheiten beim Ein-nehmen der therapeutischen Haltung und brauchen Hilfe bei der Anwendung der Kommunikationsmodelle zur Analyse des eigenen Gesprächsverhaltens. Ge-sprächsführungstechniken werden teilweise adäquat verwendet, aber sie benöti-gen noch Unterstützung bei der Gestaltung therapeutischer Gespräche sowie der Gestaltung des eigenen Lernprozesses. Im Verlauf des zweiten Ausbildungsjahres (3./ 4. Semester) zeigen die Lernenden weitgehende Sicherheit bei der Anwen-dung des erworbenen Wissens und ein wechselnder Fokus auf das eigene Ge-sprächsverhalten und die therapeutische Gesprächsführung ist möglich. Sie zei-gen noch Unsicherheiten bei der Strukturierung von Gesprächen im Rahmen der Diagnostik und der Beratung von Eltern sowie von Patienten und Angehörigen.

Das Einnehmen der therapeutischen Haltung und die Anwendung der Kommunikationsmodelle zur Analyse des eigenen Gesprächsverhaltens und des Gesprächsverhaltens von Patienten und Angehörigen, gelingen jetzt weitgehend. Das selbstständige Führen von therapeutischen Gesprächen, das weitgehend selbstverantwortliche Arbeiten sowie die Gestaltung des eigenen Lernprozesses sind zunehmend möglich. Im Verlauf des dritten Ausbildungsjahres (5./ 6. Semester) sind die Lernenden in der Lage, fehlendes Wissen eigenverantwortlich zu entwickeln. Sie können den Fokus gleichzeitig auf das eigene Gesprächsverhalten und die therapeutische Gesprächsführung setzen. Die Strukturierung von Gesprächen bei der Diagnostik und in der Beratung gelingt selbstständig und das Einnehmen der therapeutischen Haltung ist durchgängig möglich. Die Anwendung der Kommunikationsmodelle zur Analyse des eigenen Gesprächsverhaltens und des Gesprächsverhaltens von Patienten und Angehörigen sowie das adäquate Anwenden von Gesprächsführungstechniken gelingen weitestgehend. Die Lernenden sind am Ende des dritten Ausbildungsjahres in der Lage therapeutische Gespräche selbstständig und effektiv zu gestalten und können den eigenen Lernprozess eigenverantwortlich steuern.

### 7.3  Strukturierung

Das Konzept „Kommunikative Kompetenzen in der Logopädie" mit den fünf Modulen *M1 Grundlagen der Kommunikation*, *M2 Gesprächsführung*, *M3 Therapeutische Gespräche*, *M4 Intra- und interprofessionelle Kommunikation* und *M5 Interkulturelle Kommunikation* soll im Rahmen der Ausbildung zur Logopädin umgesetzt werden.

### 7.3.1  Phasen der Module

Alle Lerninhalte der fünf Module können in drei aufeinanderfolgenden Phasen erarbeitet und angewendet werden (siehe Abbildung 8).

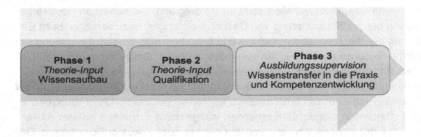

Abbildung 8: Umsetzung in drei Phasen (nach Erpenbeck, Sauter 2015: 21)

Die erste Phase ist die Stufe des Wissenserwerbs, hier wird das Wissen erarbeitet. Sie beinhaltet einen Theorieblock zu den jeweiligen Themen der Module. In der Phase zwei, der Stufe der Qualifikation, wird ein Praxisblock zur Sicherung des erarbeiteten Wissens mit unterschiedlichen Übungen und Rollenspielen durchgeführt. Die Phase drei beinhaltet die beiden Stufen Wissenstransfer in die Praxis und Kompetenzentwicklung. In dieser Phase erfolgt die Anwendung des in Stufe eins und zwei erworbenen Wissens bei Hospitationen und beim Durchführen eigener Therapien unter Supervision sowie in der Kommunikation mit Lehrenden und anderen Lernenden im Rahmen der Ausbildungssupervision.

Die Verknüpfung von Phase eins und Phase zwei mit der anschließenden dritten Phase, bietet die Grundlage für einen gelingenden Theorie-Praxis-Transfer. Dies ermöglicht es den Lernenden, nach dem Theorieblock und den praktischen Übungen, die Kommunikation in der Interaktion mit Patienten entweder in der Rolle als Hospitierende zu beobachten und zu reflektieren oder in der Rolle als Therapeutin das Erlernte in den selbst durchgeführten Therapien anzuwenden. Auf diese Weise werden Lerninhalte besser verstanden und das erworbene Wissen kann vernetzter abgespeichert werden. Im Verlauf der Ausbildung kommen noch andere logopädische Störungsbilder dazu, bei denen die Lernenden ebenfalls hospitieren und eigene Therapien durchführen können. Die Lernenden haben so die Möglichkeit ihre kommunikativen Kompetenzen kontinuierlich zu erweitern und störungsbildspezifisch einzusetzen.

Die beiden Phasen eins und zwei des Konzeptes könnten im Rahmen von 5 Modulblöcken mit insgesamt 142 Unterrichtseinheiten (UE) durchgeführt werden. Die UE pro Modulblock wurden anhand der von den Probanden genannten Relevanz der Inhalte und den Zielsetzungen der einzelnen Module gewählt. Für Modul *M1* wurden 30 UE, für Modul *M2* ebenfalls 30 UE, für Modul *M3* 40 UE, für Modul *M4* 24 UE und für Modul *M5* 18 UE geplant (siehe Tabelle 3).

Tabelle 3: Zeitstruktur der Module für Phase eins und zwei

| *M1 Grundlagen der Kommunikation* | 30 UE |
|---|---|
| *M2 Gesprächsführung* | 30 UE |
| *M3 Therapeutische Gespräche* | 40 UE |
| *M4 Intra- und interprofessionelle Kommunikation* | 24 UE |
| *M5 Interkulturelle Kommunikation* | 18 UE |
| **Gesamtzahl** | 142 UE |

Die 142 UE könnten für alle fünf Module in Phase ein und zwei als Gesamtzahl in ein Curriculum aufgenommen werden. Möglich wäre eine Einordnung im Fach Sprecherziehung, da hier bereits die Elementarprozesse des Sprechens zugeordnet sind (vgl. Ständige Konferenz der Logopädenlehranstaltsleitungen und Fachtagung der Lehrlogopäden 1993: 99). Das Fach Sprecherziehung hat aktuell eine Stundenzahl von 100 UE, diese könnte von 100 UE auf 142 UE erhöht werden. Die Stundenzahl der Module bedarf aber sicherlich noch der Diskussion im Rahmen der Erstellung eines Curriculums.

### 7.3.2  Zeitlicher Verlauf

Der zeitliche Verlauf der Entwicklung von kommunikativen Kompetenzen beinhaltet fünf Bausteine (siehe Abbildung 9).

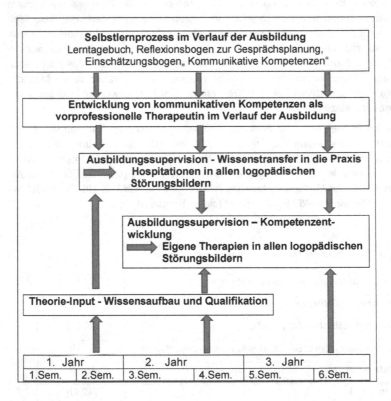

Abbildung 9: Zeitlicher Verlauf der Entwicklung von kommunikativen Kompetenzen
(nach Erpenbeck, Sauter 2015: 21;  nach Beushausen 2009: 36)

Der zeitliche Verlauf der Entwicklung von kommunikativen Kompetenzen beinhaltet fünf Bausteine. Das ist zunächst der Baustein „Theorie-Input – Wissensaufbau und Qualifikation", der den Phasen eins und zwei entspricht. Dieser Baustein beginnt bereits ab dem ersten Ausbildungsjahr (1. Semester) und dauert bis zum Ende des zweiten Ausbildungsjahres (4. Semester). In der Mitte des ersten Ausbildungsjahres (2. Semester) beginnt der Baustein „Ausbildungssupervision – Wissenstransfer in die Praxis" mit den Hospitationen in allen logopädischen Störungsbildern, der bis zum Ende der Ausbildung (6. Semester) stattfindet. Im zweiten Ausbildungsjahr (3. Semester) beginnt der Baustein „Ausbildungssupervision – Kompetenzentwicklung" mit Therapien in allen logopädischen Störungsbildern, die von den Lernenden bis zum Ende der Ausbildung durchgeführt werden. Diese beiden Bausteine entsprechen der Phase drei. Parallel dazu verlaufen die beiden Bausteine „Selbstlernprozess im Verlauf der Ausbildung" und „Entwicklung von kommunikativen Kompetenzen als vorprofessionelle Therapeutin im Verlauf der Ausbildung". Diese beiden Bausteine verlaufen vom Beginn der Ausbildung (1. Semester) bis zu ihrem Ende (6. Semester) parallel zu den anderen Bausteinen. Die Kombination dieser fünf verschiedenen Bausteine ermöglicht die Entwicklung von kommunikativen Kompetenzen in der Ausbildung zur Logopädin.

## 7.4 Methodik

Die Umsetzung des Konzeptes erfolgt mit den unterschiedlichen Methoden, die von den Probanden genannt wurden und orientiert sich an den in Kapitel 7.3 beschrieben drei Phasen.

In Phase eins werden das Kooperative Lernen, Fallbeispiele und die Analyse von Kommunikationssituationen im Therapieprozess mit Patienten zur Unterstützung des Lernprozesses im Theorieblock eingesetzt. Das Grundprinzip des kooperativen Lernens, das strukturierte Lernen mit Partnern oder in Kleingruppen, beinhaltet die drei Schritte Denken, Austauschen und Vorstellen. Im ersten Schritt erfolgt die individuelle Erarbeitung, im zweiten Schritt findet der Austausch statt und die Ergebnisse werden mit dem Partner oder der Kleingruppe verglichen, im dritten Schritt werden die Gruppenergebnisse im Plenum vorgestellt (vgl. Brüning, Saum 2015: 17). Das kooperative Lernen fördert daher das produktive Denken und den Lerntransfer sowie die Motivation der Lernenden (vgl. Seel 2003: 349). Fallbeispiele aus der beruflichen Praxis ermöglichen den Lernenden eigenständig Lösungsmöglichkeiten für die Fragestellung zu erarbeiten (vgl. Klemme, Siegmann 2015: 96). Durch die Analyse von Kommunikationssituationen im Therapieprozess können Reaktionen der verschiedenen Gesprächspartner besser verstanden und Probleme in der Kommunikation geklärt werden.

In Phase zwei erfolgt die Sicherung des Wissens anhand von Übungen und Rollenspielen, denn professionelle Kommunikation kann nur durch Üben erlernt werden (vgl. Tewes 2015: 6). Die praktischen Übungen unter Anleitung dienen dem

Erwerb von kommunikativen Kompetenzen (vgl. dbl 2013: 5). In verschiedenen Rollenspielen haben die Lernenden die Möglichkeit unterschiedliche Gesprächsführungstechniken in realitätsnahen Situationen, z.B. in Anamnese- oder Beratungsgesprächen zu erproben (vgl. Morajko 2001a: 135). Authentizität ist wichtig, daher wird das Umfeld des Rollenspiels an die Bedingungen in der Praxis angeglichen, um einen realistischen Ablauf der Kommunikation zu gewährleisten (vgl. Bliesener, Brons-Albert 1994: 19). Die Lernenden bekommen die Möglichkeit durch Fremd- und Selbstanalyse ihre kommunikativen Kompetenzen einzuschätzen und erhalten dadurch konkrete Ansatzpunkte für ihre weitere Entwicklung (vgl. Teuchert 2015: IV).

In Phase drei werden die Methoden *Reflecting Team* und Kollegiale Beratung zum Wissenstransfer eingesetzt, denn diese Methoden unterstützen den Lernprozess (vgl. Wanetschka 2012: 68). Die Methode *Reflecting Team* hat sich aus systemischen Ansätzen entwickelt und ermöglicht den Lernenden, eine gezielte Reflexion und gegenseitiges Lernen (vgl. Bilda, Brenner 2011: 39). Zwei Therapeutinnen führen ein Gespräch, die anderen nehmen eine reflektierende Position ein und denken nach Abschluss des Gesprächs laut über das Beobachtete nach. Die Lernenden bekommen eine gezielte Rückmeldung über ihren Gesprächsverlauf und erhalten so neue Perspektiven und Lösungsmöglichkeiten (vgl. Reich 2008).

Die Methode der Kollegialen Beratung unterstützt ebenfalls den Theorie-Praxis-Transfer. Bei der Kollegialen Beratung beraten sich die Lernenden in einem strukturierten Gespräch in einer Gruppe gegenseitig und erweitern so ihre Kompetenzen (vgl. Klemme, Siegmann 2015: 197). Eine Lernende beschreibt als Fallgeberin ihr Problem so präzise wie möglich und stellt eine gezielte Frage. Die anderen Lernenden beraten sich mit dem Ziel, eine Lösung für die Fragestellung zu entwickeln. Die Fallgeberin hört zu, wählt die Lösungsidee aus, die sie umsetzen wird und gibt den beratenden Lernenden eine Rückmeldung darüber, welche ihrer Anregungen hilfreich waren (vgl. Tietze 2016.: 61). Alle Lernenden können sich dabei aufgrund der festgelegten Rollen- und Gesprächsstruktur aktiv beteiligen und ihr Fachwissen, ihre Erfahrungen und ihre Kompetenzen einbringen (vgl. ebd.: 13). Die Kollegiale Beratung ermöglicht es den Lernenden kommunikative Kompetenzen einzusetzen und zu üben, denn die Methode erfordert eine strukturierte Gesprächsführung, gezielte Fragen, einfühlendes Verstehen und aktives Zuhören (vgl. Tietze 2016: 23). Sie fördert außerdem die Kooperation zwischen den Lernenden und die Entwicklung von Reflexions- und Problemlösungsstrategien für konkrete Praxisprobleme und unterstützt damit die Kompetenzentwicklung der Lernenden (vgl. Klemme, Siegmann 2015: 200). Eine Lernsituationsbeschreibung [9] der einzelnen Modulinhalte kann im Rahmen dieser Arbeit nicht erfolgen.

---

[9] Lernsituationsbeschreibung beinhaltet neben der Lernsituation auch die Verlaufsplanung in den einzelnen Unterrichtseinheiten (UE). Lernsituationen sind thematische Einheiten, die die Kompetenzerwartungen umsetzen, indem sie Aufgabenstellungen und Handlungsabläufe beinhalten, die für die Umsetzung im Unterricht didaktisch und methodisch erstellt sind (vgl. Staatsinstitut für Schulqualität und Bildungsforschung München (ISB) 2012: 27f.).

## 7.5  Inhalte der Module

Im Folgenden werden die fünf Module, die als Ergebnis aus dem Kategoriensystem abgeleitet werden konnten, dargestellt (siehe Tabelle 4). Die Inhalte der Module werden beschrieben und die Zielsetzungen erläutert.

Tabelle 4: Inhalte der Module

| M1 *Grundlagen der Kommunikation* | a. Kommunikationstheorien und -modelle (Schulz von Thun, Watzlawick, Transaktionsanalyse (TA) nach Berne) <br> b. Nonverbale Kommunikation <br> c. Klientenzentrierte Grundhaltungen nach Rogers <br> d. Feedback und Themenzentrierte Interaktion (TZI) |
|---|---|
| M2 *Grundlagen der Gesprächsführung* | e. Gesprächsstruktur und Gesprächsplanung <br> f. Gesprächsführungstechniken (aktives Zuhören, paraphrasieren, Fragetechniken) <br> g. Verständlichkeitskriterien nach Schulz von Thun <br> h. Reflexion des eigenen Kommunikationsverhaltens (Fremdbild/ Selbstbild) |
| M3 *Therapeutische Gespräche* | i. Anamnesegespräche (Informationen erheben und Diagnosen vermitteln) <br> j. Beratungsgespräche (Beratungskonzepte, Relevanz von Beratung, Grenzen von Beratung) <br> k. Störungsspezifisches und an das Alter der Patienten angepasstes Kommunikationsverhalten <br> l. Anleitungssituationen im Therapieprozess (Anleitungen und Hilfestellungen) |
| M4 *Intra- und interprofessionelle Kommunikation* | m. Gesprächsführung im Team (Teamsitzung, Falldiskussionen, Kollegiale Beratung) <br> n. Moderationstechniken <br> o. Argumentation (Argumentationsstrukturen, Darstellung der eigenen Position/ Meinung) <br> p. Umgang mit Konflikten (Glasl, Gewaltfreie Kommunikation nach Rosenberg) |
| M5 *Interkulturelle Kommunikation* | q. Wissen um kulturelle Unterschiede und deren Auswirkungen in der Interaktion <br> r. Wissen über die eigene Kultur <br> s. Bewusstsein für die kulturelle Variabilität nonverbaler Codes <br> t. Berücksichtigung kulturspezifischer Besonderheiten bei der Therapie |

## 7.5.1 Modul M1 Grundlagen der Kommunikation

Die verschiedenen Lerneinheiten im Modul *M1 Grundlagen der Kommunikation* mit ihren Zielsetzungen werden nachfolgend erläutert.

### a. Kommunikationstheorien und -modelle

Das Kommunikationsmodell von Schulz von Thun mit den vier Seiten einer Nachricht bietet die Möglichkeit die Vielfalt der Botschaften mithilfe des Kommunikationsquadrates zu ordnen, um die Kommunikation analysieren zu können (vgl. Schulz von Thun 1993: 31). Das Modell hat die Aufgabe der Sensibilisierung und Bewusstseinsbildung für die verschiedenen Ebenen eines Gesprächs, sowohl beim Sender als auch beim Empfänger (vgl. Schulz von Thun 2012: 31). Besonders im professionellen Gespräch mit Patienten und Angehörigen ist das Bewusstsein wichtig, dass ein und dieselbe Nachricht immer viele Botschaften gleichzeitig enthält. Watzlawick et al. haben ihre Erkenntnisse über die menschliche Kommunikation in fünf Axiomen formuliert. Das Wissen über die Axiome der menschlichen Kommunikation mit ihren unterschiedlichen Aspekten ermöglicht eine Analyse darüber, wie Gesprächspartner die Kommunikation verstehen (vgl. Sciborski 2009: 122). Dies ist ebenfalls eine wichtige Grundlage, um die Komplexität von Kommunikationsprozessen nachvollziehen zu können. Die Transaktionsanalyse nach Berne bietet eine weitere Möglichkeit Kommunikation zu analysieren, denn unbewusste Beziehungsmuster, die in der Kindheit erworben wurden, können Störungen in der zwischenmenschlichen Kommunikation hervorrufen (vgl. Büttner, Quindel 2013: 37). Die Rollen einer Person innerhalb der Kommunikation werden in verschiedenen Ich-Zuständen, dem Kind-Ich, dem Eltern-Ich und dem Erwachsenen-Ich ausgedrückt. Alle Ich-Zustände können, abhängig von der Kommunikationssituation, nützlich aber auch problematisch sein (vgl. ebd.: 42). Die Kommunikation kann anhand dieser verschiedenen Ich-Zustände, die die Gesamtpersönlichkeit darstellen und der Form der Transaktion, gekreuzte oder parallele Transaktion, analysiert werden (vgl. Clausen-Söhngen, Kellner 2009: 34).

Inhalte: Nachrichtenquadrat von Schulz von Thun; Kommunikationsregeln nach Watzlawick; Transaktionsanalyse (TA) nach Berne

Zielsetzung: Die Lernenden erwerben Kenntnisse über kommunikationspsychologische Theorien und Modelle, um die Komplexität von Kommunikationsprozessen nachvollziehen zu können. Sie können Kommunikationsprozesse anhand der Theorien und Modelle beschreiben und analysieren. Die Lernenden entwickeln ein Bewusstsein dafür, dass es entscheidend ist was beim Empfänger ankommt. Sie können in verschiedenen Gesprächssituationen sowohl ihre eigenen Aussagen, als auch die Aussagen von Patienten unter den vier Aspekten einer Äußerung analysieren. Die Lernenden sind in der Lage Kommunikationsprozesse, unter den Gesichtspunkten der Axiome, zu beschreiben und zu analysieren. Sie wenden das Mittel der Metakommunikation an, um Missverständnisse oder Konflikte in der Kommunikation mit Patienten und Angehörigen zu klären. Die Lernenden können anhand der verschiedenen Ich-Zustände das, was sich auf der Beziehungsebene abspielt, beobachten und beschreiben und sowohl die Reaktionsweisen der Gesprächspartner, als auch die eigenen Reaktionen besser verstehen. Sie erkennen parallele und gekreuzte Transaktionen und sind in der Lage dies im Gespräch zu berücksichtigen.

b. Nonverbale Kommunikation

Mündliche Kommunikationsprozesse können drei Ebenen zugeordnet werden, der verbalen, der paraverbalen und der extraverbalen Ebene (vgl. Heilmann 2011: 12). Die paraverbale und die extraverbale Ebene werden häufig auch als nonverbale Kommunikation bezeichnet (vgl. ebd.: 11). Der nonverbale Ausdruck umfasst die Körpersprache (Kinesik), das räumliche Verhalten (Proxemik), die taktile Kommunikation und den stimmlichen Ausdruck (Prosodik). Die verbale Ebene beinhaltet den gesprochenen Text (vgl. Allhoff, Allhoff 2014: 20f.). Nonverbale Mitteilungen stehen in Beziehung zur verbalen Sprache und können sprachliche Mitteilungen ergänzen oder ersetzen, aber auch im Widerspruch zur Sprache stehen (vgl. Delhees 1994: 133). Ein Gespräch wird daher immer durch nonverbale Elemente beeinflusst (vgl. Heilmann 2011: 12).

Inhalte: Bedeutung und Wirkung von nonverbaler Kommunikation

Zielsetzung: Die Lernenden können die Bedeutung und die Wirkung von nonverbaler Kommunikation wahrnehmen und reflektieren und sie erkennen die unterschiedlichen Funktionen von nonverbalen Zeichen innerhalb eines Kommunikationsprozesses. Die Lernenden nehmen die Körpersprache (Körperhaltung, Körperbewegung, Gestik, Mimik und Blickkontakt), das räumliche Verhalten (Distanzverhalten, Körperorientierung und Bewegungen im Raum) und die körperliche Kontaktaufnahme bei anderen wahr. Sie entwickeln ein Bewusstsein dafür, dass nonverbale Ausdrucksmittel von großer Bedeutung in einem Gespräch sind.

c. Klientenzentrierte Grundhaltungen nach Rogers

Die Haltungen der Gesprächspartner in der Kommunikation spielen eine wichtige Rolle und beeinflussen das Senden und Empfangen einer Botschaft (vgl. Alter 2015: 9). Die klientenzentrierten Grundhaltungen nach Rogers, die Empathie, die Akzeptanz und die Kongruenz, dienen daher als Basis für eine vertrauensvolle und konstruktive Beziehung zwischen Therapeutin und Patient (vgl. Büttner, Quindel 2005: 55). Empathie meint das sensible und einfühlende Verstehen und die Akzeptanz das bedingungsfreie Akzeptieren und Annehmen des Klienten (vgl. Rogers 2013: 23). Die Kongruenz der Therapeutin ist von grundlegender Bedeutung, weil der Klient dadurch das Vertrauen fassen kann über sich und seine Probleme zu sprechen (vgl. Weinberger 2013: 66f.).

Inhalt: Klientenzentrierte Grundhaltungen nach Rogers (Empathie, Akzeptanz und Kongruenz)

Zielsetzung: Die Lernenden setzen sich mit dem humanistischen Menschenbild und in diesem Zusammenhang mit den klientenzentrierten Grundhaltungen nach

Rogers auseinander. Sie erfahren die Bedeutung und Auswirkung von Empathie, Akzeptanz und Kongruenz auf die Interaktion und Kommunikation mit anderen. Die Lernenden erleben, dass die Beziehung zwischen den Gesprächspartnern das Senden und Empfangen einer Botschaft beeinflusst. In Gesprächen mit anderen Lernenden reflektieren sie die Auswirkung von Gefühlen, Einstellungen und Werten auf die gemeinsame Kommunikation. Die Lernenden können die klientenzentierten Grundhaltungen in der Kommunikation mit anderen einnehmen.

d. Feedback und Themenzentrierte Interaktion

Feedback beschreibt die Wahrnehmung und die Wirkung dieser Wahrnehmung auf die eigenen Gefühle (vgl. Thiel 2001: 179). Feedback soll konkret und bezogen auf ein bestimmtes Verhalten gegeben werden und dem anderen dadurch einen Abgleich von Fremd- und Selbstbild ermöglichen (vgl. Allhoff, Allhoff 2014: 185f.). Wesentlich sind Formulierungen in Form von Ich-Botschaften, denn sie verdeutlichen die eigene Sicht der Dinge und fördern dadurch eine sachliche, inhaltlich fundierte Rückmeldung (vgl. Kanitz, Scharlau 2009: 63f). Als Feedback-Nehmer ist es wichtig zuzuhören, gelassen zu bleiben und über die andere Perspektive nachzudenken (vgl. Kanitz 2015: 118). Das Modell der Themenzentrierten Interaktion (TZI) ist relevant für die Zusammenarbeit der Lernenden. Das Ziel der TZI ist es, im gemeinsamen Arbeiten und Lernen, „…Geist und Körper, Denken und Fühlen sowie Handeln und Reflektieren zu berücksichtigen." (Spielmann 2010: 15). Die Interaktion in Gruppen wird durch die vier Wirkfaktoren, das „Ich", das „Wir", das „Es" und den „Globe", beeinflusst (ebd.: 17). Ein dynamisches Balancieren zwischen diesen vier Faktoren ermöglicht ein kooperatives Arbeiten und eine wertschätzende Kommunikation (vgl. ebd.). Die Postulate sowie die Hilfsregeln unterstützen die Gruppenkommunikation und –kooperation (vgl. Heudecker 2011: 304).

Inhalte: Feedback; Modell der Themenzentrierten Interaktion (TZI) mit den vier Wirkfaktoren; Erstellung von Feedback- und Gruppenregeln

Zielsetzung: Die Lernenden kennen Feedback und seine Wirkung auf andere und sich selbst und differenzieren Wahrnehmung, Beobachtung und Bewertung, um Feedback wertschätzend zu geben und selbst annehmen zu können. Sie entwickeln ein Bewusstsein, dass die Wahrnehmung und die Wirkung der Wahrnehmung subjektiv sind und lernen Feedback in Ich-Botschaften zu geben und so zu dosieren, dass der Gesprächspartner die Rückmeldungen aufnehmen kann. Die Lernenden erfahren die positive Wirkung von konstruktivem Feedback in Gesprächen mit anderen Lernenden. Als Feedback-Empfänger können sie eine offene Rückmeldung als wertvolle Informationsquelle ansehen und sind in der Lage zuzuhören und über die Rückmeldungen nachzudenken. Die Lernenden stellen gemeinsam Feedback-Regeln auf und legen fest, wie sie in der Zeit der Ausbildung miteinander kommunizieren wollen. Sie kennen das „Vier-Faktoren-Modell der Themenzentrierten Interaktion, das „Ich", das „Wir", das „Es" und den „Globe" und entwickeln ein Bewusstsein dafür, wie Interaktionen in der Gruppe durch die vier

Wirkfaktoren beeinflusst werden können. Die Lernenden erfahren, dass in einer Gruppe nicht allein das Thema oder die Aufgabe, sondern auch die Bedürfnisse der einzelnen Gruppenmitglieder und die Beziehungen untereinander entscheidend für eine kooperative Zusammenarbeit sind. Sie kennen die beiden Postulate und erstellen, orientiert an den Hilfsregeln, eigene Regeln für das gemeinsame Lernen.

### 7.5.2 Modul M2 Grundlagen der Gesprächsführung

Die verschiedenen Lerneinheiten im Modul *M2 Grundlagen der Gesprächsführung* mit ihren Zielsetzungen werden nachfolgend erläutert.

e. Gesprächsstruktur und Gesprächsplanung

Die Voraussetzung für das Gelingen von Gesprächen ist eine gezielte Vorbereitung. Die Vorbereitung des Gesprächs ist wichtig, um sich innerlich mit Ruhe, Abstand und Übersicht auf das anstehende Gespräch einstimmen zu können (vgl. Benien 2012: 49). Für eine erfolgreiche Gesprächsgestaltung ist es notwendig, die verschiedenen Gesprächsphasen zu kennen und bei der Planung des Gespräches zu berücksichtigen (vgl. Büttner, Quindel 2013: 94). Ein Modell zur Gesprächsplanung dient zur Orientierung für eine klare Strukturierung des Gesprächs und unterstützt die Therapeutin dabei, im Verlauf des Gesprächs den Überblick und die Orientierung zu behalten (vgl. Fischer-Epe 2013: 42). Die Therapeutin sollte sich über ihr eigenes Gesprächsziel im Klaren sein und flexibel spontan auftretende Themen und Anliegen der Klienten in das Gespräch aufnehmen können (vgl. Büttner, Quindel 2013: 93). Am Ende des Gesprächs sollen die Ergebnisse zusammengefasst und reflektiert werden, denn Zusammenfassung und Reflexion ermöglichen es das weitere Vorgehen festzulegen (vgl. ebd.: 102).

Inhalte: Gesprächsplanung und -vorbereitung; Gesprächsphasen zur Strukturierung von Gesprächen; Beenden von Gesprächen

Zielsetzung: Die Lernenden kennen die verschiedenen Phasen von Gesprächen, die Orientierungsphase, die Klärungsphase, die Veränderungsphase und die Abschlussphase. Sie nutzen den Reflexionsbogen zur Gesprächsplanung bei der Vorbereitung von Gesprächen. Die Lernenden entwickeln ein Bewusstsein für die Notwendigkeit der gezielten Vorbereitung und der eigenen Einstimmung auf ein Gespräch. Sie beachten die Gesprächsstruktur im Verlauf des Gespräches, um die Anliegen von Patienten zu klären und entsprechende Lösungsmöglichkeiten zu sammeln. In der Abschlussphase gelingt es ihnen, gemeinsam mit den Patienten und Angehörigen, die nächsten Schritte festzulegen. Die Lernenden reflektieren das Gespräch, um anhand der Reflexion entsprechende Konsequenzen für das weitere Vorgehen abzuleiten.

f.  Gesprächsführungstechniken

Zwei wichtige Gestaltungsmittel eines Gesprächs sind das aktive Zuhören und das Paraphrasieren (vgl. Kanitz, Scharlau 2009: 28f). Das aktive Zuhören ist von großer Bedeutung für die Beziehungsgestaltung und ermöglicht dem Patienten sich zu öffnen (vgl. Büttner, Quindel 2013: 108). Während des Gespräches ist es wichtig zuzuhören und abzuwarten, was die Patienten erzählen, ohne sie zu unterbrechen (vgl. ebd.). Im Gesprächsverlauf paraphrasiert die Therapeutin die Aussagen des Patienten, das heißt, sie formuliert die Sachinhalte in eigenen Worten und fasst Wesentliches zusammen. Dies ermöglicht ihr zu erkennen, ob sie die Aussagen und das Anliegen des Patienten richtig verstanden hat (vgl. ebd.: 111). Notwendig ist dabei die Fähigkeit zum Perspektivenwechsel und die Bereitschaft sich in die Situation, Rolle und Sichtweise des Gegenübers hinein zu versetzen (vgl. Nünning, Zierold 2012: 54). Neben dem Paraphrasieren, dem inhaltlichen Zusammenzufassen der Aussagen des Patienten, ist auch das emotionale Verständnis wichtig, daher verbalisiert die Therapeutin die Gefühlslage des Patienten (vgl. Fischer-Epe 2013: 35). Der Einsatz von Fragetechniken ist im Gespräch ebenfalls erforderlich, um mit geschlossenen Fragen gezielte Informationen zu erhalten oder mit offenen Fragen die Perspektive des Gesprächspartners kennenzulernen (vgl. Kanitz, Scharlau 2009: 43f.). Das Fragenstellen soll dem Patienten einen neuen Blick auf die Situation ermöglichen und ihn bei der Lösungsfindung gezielt unterstützen (vgl. Patrzek 2015: 2). Lösungsorientierte Fragen ermöglichen es, das Anliegen von Patienten zu klären (vgl. de Shazer 2012: 88). Das Stellen von Fragen erfordert auch die Kompetenz des aktiven Zuhörens, daher bedingt sich beides gegenseitig (vgl. Rosenstiel 2015: II).

Inhalte: Gesprächsführungstechniken, wie aktives Zuhören, paraphrasieren und Fragetechniken; Wirkung von unterschiedlichen Fragearten

Zielsetzung: Die Lernenden entwickeln ein Bewusstsein für die Bedeutung des aktiven Zuhörens und des Paraphrasierens. Sie sind in der Lage dem Gesprächspartner zuzuhören, ohne ihn zu unterbrechen. Die Lernenden können die Aussagen ihrer Gesprächspartner in eigenen Worten zusammenfassen und formulieren auch das, was sie im Hinblick auf den emotionalen Zustand des Gesprächspartners verstanden haben. Sie sind in der Lage Fragetechniken gezielt in Gesprächen einzusetzen und kennen die Wirkung von geschlossenen, offenen und lösungsorientierten Fragen.

g.  Verständlichkeitskriterien nach Schulz von Thun

In Kommunikationsprozessen ist es wichtig, dass Sachinhalte verständlich und nachvollziehbar dargestellt werden (vgl. Büttner, Quindel 2013: 116). Auch in der Therapiesituation müssen häufig komplexe Sachverhalte für Patienten verständlich erklärt werden. Langer et al. führen vier Aspekte an, die die Verständlichkeit ausmachen: Einfachheit, Gliederung und Ordnung, Kürze und Prägnanz sowie anregende Zusätze (vgl. Langer et al. 2011: 23). Das wichtigste Kriterium für die Verständlichkeit ist die Einfachheit, damit ist ein einfacher Ausdruck gemeint. Der

Sprecher stellt den Sachverhalt in kurzen, einfachen Sätzen dar und erklärt Fremdwörter so, dass der Gesprächspartner das Gesagte versteht (vgl. ebd.: 24). Auch das Kriterium Gliederung und Ordnung trägt zur Verständlichkeit bei. Wichtig ist es in diesem Zusammenhang einen linearen Aufbau zu wählen und Informationen so miteinander zu verknüpfen, dass für den Zuhörer ein roter Faden sichtbar wird (vgl. Alter 2015: 29). Bei dem Merkmal Kürze und Prägnanz geht es darum, Sachinhalte kurz und aufs Wesentliche beschränkt zu erläutern (vgl. Langer et al. 2011: 26). Die anregenden Zusätze sind das vierte Kriterium. Mithilfe von Bildern und Beispielen können die Informationen verständlich dargestellt werden (vgl. Büttner, Quindel 2013: 116).

Inhalte: Verständlichkeitskriterien der Kommunikation: Einfachheit, Gliederung und Ordnung, Kürze und Prägnanz sowie anregende Zusätze

Zielsetzung: Die Lernenden kennen die vier Verständlichkeitskriterien und setzen sie gezielt in der Kommunikation ein. Sie entwickeln ein Bewusstsein, dass es vor allem für Patienten mit Kommunikationsstörungen wichtig ist, dass sie Sachverhalte kurz und eindeutig erklären. Die Lernenden können auch Informationen in einer logischen Reihenfolge erläutern, damit für die Patienten ein roter Faden im Gespräch oder in den Übungsanleitungen sichtbar wird. Sie nutzen Bilder und Beispiele, um Sachverhalte nachvollziehbar darzustellen. Die vier Verständlichkeitskriterien werden von den Lernenden auch in der Zusammenarbeit mit anderen Lernenden im Rahmen der Ausbildung beachtet und gezielt in Kommunikationssituationen angewendet.

h. Reflexion des eigenen Kommunikationsverhalten

Die Reflexion des eigenen Kommunikationsverhaltens steht im Vordergrund dieser Lerneinheit. Kommunikation soll beobachtet werden, um das konkrete Kommunikationsverhalten wahrzunehmen und die kommunikativen Kompetenzen erfassen zu können (vgl. Mönnich, Spiegel 2012: 420). Anschließend kann das Kommunikationsverhalten anhand von Kriterien beurteilt werden (vgl. ebd.). Mönnich und Spiegel schlagen vor Beobachtungsbögen zu nutzen, um gezielt die einzelnen Teilkomponenten von kommunikativen Kompetenzen beurteilen zu können (vgl. ebd.: 437).

Inhalte: Beurteilung von Kommunikation anhand von festgelegten Kriterien; Abgleich von Fremd- und Selbstbild

Zielsetzung: Die Lernenden nutzen die Rückmeldungen von Lehrenden und anderen Lernenden, um einen Abgleich von Fremd- und Selbstwahrnehmung vorzunehmen. Sie sind in der Lage ihre kommunikativen Fähigkeiten selbst einzuschätzen und die eigene Gesprächsführung hinsichtlich ihrer Stärken und Schwächen zu reflektieren. Die Lernenden beurteilen ihr Kommunikationsverhalten auch anhand von Videoaufnahmen und nennen anschließend konkrete Ansatzpunkte zur eigenständigen Weiterentwicklung ihrer kommunikativen Kompetenzen. Der Einschätzungsbogen „Kommunikative Kompetenzen" kann die Lernenden bei der

Analyse unterstützen. Diese Lerneinheit wird mit der Anwendung der unterschiedlichen Gesprächsführungstechniken verknüpft. Im Rahmen von Übungen oder auch von Rollenspielen wird das eigene Kommunikationsverhalten reflektiert und anhand von Kriterien beurteilt.

### 7.5.3 Modul M3 Therapeutische Gespräche

Im Modul *M3 Therapeutische Gespräche* werden die Kenntnisse aus dem Fach Logopädie zur logopädischen Befunderhebung und Therapie in den verschiedenen logopädischen Störungsbildern einbezogen. Die verschiedenen Lerneinheiten mit ihren Zielsetzungen werden nachfolgend erläutert.

i.  Anamnesegespräche

In einem Anamnesegespräch werden anhand von Fragen die Krankheitsgeschichte des Patienten und die Rahmenbedingungen für die Therapie geklärt (vgl. Hammer 2012: 106). Fragen sind im Anamnesegespräch von besonderer Bedeutung, denn sie ermöglichen die Analyse des Gesundheitsproblems und erlauben es der Therapeutin, sich einen Überblick über die Lebenssituation und über Anliegen und Ziele des Patienten verschaffen (vgl. Dehn-Hindenberg 2010: 44). Zur Ermittlung von Diagnosen ist eine klare und verständliche, an den Kommunikationspartner angepasste Kommunikation erforderlich (vgl. Elzer 2009: 66).

Inhalte: Informationen im Anamnesegespräch erheben; Diagnosen verständlich vermitteln

Zielsetzung: Die Lernenden sind in der Lage ihre Kenntnisse aus dem Modul *M1 Grundlagen der Kommunikation* und *M2 Grundlagen der Gesprächsführung* anzuwenden. Sie bereiten die Gespräche vor und setzen Gesprächsführungstechniken, das aktive Zuhören, das Paraphrasieren und Fragetechniken gezielt in den Gesprächen ein. Die Lernenden erheben Informationen in Anamnesegesprächen mit Patienten und Angehörigen und vermitteln Diagnosen, unter Beachtung der vier Verständlichkeitskriterien, verständlich und nachvollziehbar. Sie reflektieren ihr therapeutisches Gesprächsverhalten anhand der Basisvariablen von Rogers: der Empathie, der Akzeptanz und der Kongruenz. Die Lernenden analysieren das eigene Kommunikationsverhalten auch im Hinblick auf ihre nonverbale Kommunikation.

j.  Beratungsgespräche

Beratungskompetenz zeigt sich dadurch, dass es der Therapeutin gelingt, das eigene Kompetenzrepertoire der jeweiligen Person anzupassen (vgl. Harp 2011: 74f.). Beratungskompetenzen sind ein unverzichtbarer Bestandteil der therapeutischen Qualifikation, denn die Beratung von Patienten und Angehörigen ist ein integraler Bestandteil der Therapie (vgl. Iven 2000: 86). Die klientenzentrierten Grundhaltungen nach Rogers, Empathie, Akzeptanz und Kongruenz, sind nicht nur für Anamnesegespräche und die Vermittlung von Diagnosen, sondern auch für die logopädische Beratung grundlegend (vgl. Büttner, Quindel 2013: 60). Wichtig ist, dass es den Beratenden gelingt die Perspektive von Patienten und Angehörigen einzunehmen und ihre Lebenswelt zu berücksichtigen, denn die logopädische Beratung unterstützt Patienten und Angehörige dabei Krankheitsfolgen zu verstehen und zu bewältigen (vgl. Rausch et al. 2014: 39). Ein weiteres Beratungskonzept, das ebenso wie die klientenzentrierte Beratung seine Wurzeln in der humanistischen Psychologie hat, ist die lösungsorientierte Beratung nach de Shazer. Die Therapeutin nutzt lösungsorientierte Fragen, um gemeinsam mit Patienten und Angehörigen individuelle Lösungen zu erarbeiten (vgl. de Shazer 2012: 88). Unabdingbare Kompetenz einer Therapeutin ist es auch, die eigenen Grenzen zu kennen und zu reflektieren (vgl. Harp 2011: 78).

Inhalte: Klientenzentrierte Beratung nach Rogers; lösungsorientierte Beratung nach de Shazer; Relevanz von Beratung; Grenzen von Beratung

Zielsetzung: Die Lernenden kennen die Grundlagen von logopädischen Beratungsgesprächen, die beiden Beratungskonzepte nach Rogers und de Shazer und können die Relevanz von Beratung im Hinblick auf ihre jeweiligen Patienten einschätzen. Sie sind in der Lage die klientenzentrierten Grundhaltungen nach Rogers im Beratungsgespräch anzuwenden und berücksichtigen die individuelle Situation des kommunikationsbeeinträchtigten Gesprächspartners, Angehörige beziehen sie in den Beratungsprozess ebenfalls ein. Die Lernenden nutzen den Reflexionsbogen zur Gesprächsplanung bei der Vorbereitung und Strukturierung des Beratungsgesprächs und setzen Gesprächsführungstechniken gezielt ein. Sie gestalten den Beratungsprozess lösungsorientiert und nutzen lösungsorientierte Fragen. Die Lernenden entwickeln ein Bewusstsein für die Grenzen der logopädischen Beratung und können diese gegenüber ihrem Gesprächspartner deutlich machen.

k. Störungsspezifisches und an das Alter von Patienten und Angehörigen angepasstes Kommunikationsverhalten

Bei dieser Lerneinheit werden die Kenntnisse aus dem Fach Logopädie im Hinblick auf die verschiedenen logopädischen Störungsbilder und die damit verbundene Beeinträchtigung der Patienten einbezogen. Hier liegt der Schwerpunkt ebenfalls auf der Umsetzung des Erarbeiteten anhand von Rollenspielen und Gesprächen. Das eigene Gesprächsverhalten wird analysiert und an die Sprachebene des Patienten angepasst (vgl. Dehn-Hindenberg 2010.: 44). Nonverbale Verhaltensweisen des Patienten werden wahrgenommen und in der Interaktion berücksichtigt (vgl. ebd.: 52). Wesentlich ist es auch die altersspezifische Kommunikationsweise zu beachten und das eigenen Kommunikationsverhalten auf das Alter und die daraus resultierenden Bedürfnisse des Gesprächspartners abzustimmen (vgl. ebd.: 68).

Inhalte: Eigenes Kommunikationsverhalten an die Kommunikationsstörung von Patienten, z.B. an Patienten mit Aphasie oder mit Demenz, anpassen; eigenes Kommunikationsverhalten auf das Alter der Patienten abstimmen und die Bedürfnisse der unterschiedlichen Altersgruppen, Kinder, Jugendliche, ältere Patienten, berücksichtigen

Zielsetzung: Die Lernenden entwickeln ein Bewusstsein, inwieweit sie ihr eigenes Kommunikationsverhalten auf die Sprachstörung des Patienten abstimmen müssen. Sie können sowohl ihren Sprachstil und ihre Formulierungen als auch die Informationen und die Informationsmenge an die Erfordernisse der Sprachstörung des Patienten anpassen. Sie setzen ihr nonverbales Verhalten reflektiert ein, um die Beziehung zu Patienten eindeutig und klar zu gestalten, da sich zum Beispiel Patienten mit Störungen des Sprachverständnisses verstärkt auf das nonverbale Kommunikationsverhalten der Therapeutin konzentrieren. Die Lernenden sind in der Lage ihr Kommunikationsverhalten am Alter der Patienten zu orientieren. Sie kennen die Merkmale der Gesprächsführung mit Kindern und Jugendlichen in Abhängigkeit von deren Alter und nutzen sie gezielt in Gesprächen im Therapieprozess. Die Lernenden können in ihrer Kommunikation mit älteren Patienten die altersspezifische Kommunikationsweise berücksichtigen und ihr Kommunikationsverhalten auf die Bedürfnisse dieser Patienten abstimmen.

I. Anleitungssituationen im Therapieprozess

Im Rahmen der Therapiedurchführung ist es wichtig, die Anleitungen für die einzelnen Übungen und die erforderlichen Hilfestellungen zur korrekten Umsetzung der Übungen für den Patienten verständlich und nachvollziehbar zu formulieren (vgl. Dehn-Hindenberg 2010: 38). Klare und präzise Rückmeldungen im Anschluss an die Übungen unterstützen den Patienten in seinem Lernprozess (vgl. Hansen 2009: 383).

Inhalte: Anleitungen und Hilfestellungen zu Übungen verständlich formulieren; Feedback konstruktiv geben

Zielsetzung: Die Lernenden wenden auch in diesem Kontext die Kriterien der Verständlichkeit sowie unterschiedliche Gesprächsführungstechniken an. Sie beachten die Regeln zum Geben von Feedback und formulieren ihre Aussagen in Ich-Botschaften. Die Lernenden sind in der Lage sowohl Anleitungen als auch Hilfestellungen zur Durchführung von Übungen im Therapieprozess präzise und für den Patienten nachvollziehbar zu formulieren. Sie melden dem Patienten seine Leistung differenziert, konkret und konstruktiv zurück.

7.5.4  Modul M4 Intra- und interprofessionelle Kommunikation

Im Modul *M4 Intra- und interprofessionelle Kommunikation* steht die intra- und interprofessionelle Kommunikation im Fokus. Die Lernenden erfahren im Rahmen dieses Moduls die Besonderheiten und die Relevanz der intra- und interprofessionellen Kommunikation. Sie entwickeln ein Bewusstsein dafür, dass die Qualität der Kommunikation im Team die Voraussetzung für eine professionelle Zusammenarbeit ist und zu einer hohen Qualität in der Patientenversorgung führt. Zur Anwendung kommen diese Kenntnisse nicht nur in kursübergreifenden Besprechungen und Diskussionen der Lernenden untereinander, die im Verlauf der Ausbildung stattfinden, sondern auch im Rahmen der externen Praktika, die Bestandteil der logopädischen Ausbildung sind. Während der Praktika, die zusätzlich zur logopädischen Ausbildungssupervision, in logopädischen Praxen, in Kliniken oder auch in Rehabilitationseinrichtungen von den Lernenden absolviert werden, gibt es vielfältige Kommunikationsmöglichkeiten mit anderen therapeutischen Teams, in denen die Lernenden ihre kommunikativen Kompetenzen in diesem Kontext nutzen und weiter entwickeln können. Die verschiedenen Lerneinheiten mit ihren Zielsetzungen werden nachfolgend erläutert.

m. Gesprächsführung im Team

Im intra- und interdisziplinären Team ist eine klare und wertschätzende Kommunikation eine wichtige Grundlage für eine gelingende Zusammenarbeit (vgl. Tewes 2015: 118).

Inhalte: Gesprächsformen im Team (Teamsitzungen, Falldiskussionen, kollegiale Beratung); Anwendung von Kenntnissen aus Modul *M1 Grundlagen der Kommunikation*; Anwendung von Kenntnissen aus Modul *M2 Grundlagen der Gesprächsführung*

Zielsetzung: Die Lernenden kennen unterschiedliche professionelle Gesprächsformen im Team wie Teambesprechungen, Falldiskussionen und kollegiale Beratung. Sie beziehen die Kenntnisse aus Modul *M1* in Gespräche im Team mit ein. Die Lernenden nutzen die Kenntnisse aus *Modul M2* über Gesprächsstruktur und -planung und setzen Gesprächsführungstechniken auch im interdisziplinären Kontext gezielt ein. Sie wenden die Verständlichkeitskriterien an und vermitteln Informationen verständlich und nachvollziehbar. Die Lernenden können die Wirkung ihres Kommunikationsverhaltens auf den Gesprächspartner wahrnehmen und ihre Kommunikation auf den Gesprächspartner abstimmen. Sie können die klientenzentrierten Grundhaltungen auch in Teamgesprächen einnehmen und geben konstruktiv Feedback an andere Therapeutinnen. Die Lernenden sind in der Lage Feedback von anderen Therapeutinnen positiv anzunehmen.

n. Moderationstechniken

Ein Moderator unterstützt ein Gespräch durch Strukturierung und Visualisierung und motiviert durch geeignete Methoden die Gesprächsteilnehmer, um eine aktive Beteiligung und die Übernahme von Verantwortung zu ermöglichen (vgl. von Kanitz 2016: 13). Er ist für die Prozessgestaltung und Zielorientierung verantwortlich, wählt die passenden Moderationsmethoden aus und achtet auf das Ausbalancieren von Sach- und Beziehungsthemen (vgl. ebd.: 17). Die inhaltliche Arbeit und die Qualität der Ergebnisse liegen in der Verantwortung der Gesprächsteilnehmer. Dokumentation und Visualisierung von Zwischenergebnissen, Diskussionsfortschritten oder von Zusammenfassungen der Ergebnisse erfolgen ebenfalls im Moderationsprozess (vgl. ebd.).

Inhalte: Ziele von Moderation; Aufgaben eines Moderators; Phasen einer Moderation; Moderationsmethoden; Visualisierung und Präsentation von Ergebnissen

Zielsetzung: Die Lernenden kennen die Ziele einer Moderation und die Aufgaben eines Moderators. Sie können die Phasen der Moderation gezielt anwenden und die passenden Moderationsmethoden auswählen. Die Lernenden nutzen verschiedene Visualisierungsmöglichkeiten, um die Ergebnisse zu dokumentieren und verständlich und nachvollziehbar zu präsentieren. Sie sind in der Lage Moderationen bei kursübergreifenden Besprechungen oder auch im Rahmen der Ausbildungssupervision durchzuführen.

o. Argumentation

Für eine gelingende Argumentation ist es erforderlich die Einstellungen des Gesprächspartners zu kennen, die passenden Argumente auszuwählen und Fakten konkret aufzuzeigen (vgl. Allhoff, Allhoff 2014: 144). Eine Argumentationsstruktur, die gezielt eingesetzt wird, ermöglicht es dem Gesprächspartner die Gedanken nachzuvollziehen und die dargelegte Sichtweise zu akzeptieren (vgl. ebd.: 88). Die eigene Meinung klar darzustellen und Forderungen zu begründen sind die Voraussetzungen, dass es gelingt andere zu überzeugen (vgl. Pabst-Weinschenk 2011: 114). Es ist notwendig die Lernenden darin zu fördern den eigenen Standpunkt zu formulieren und argumentativ zu vertreten sowie Gedanken und Beobachtungen nachvollziehbar wiederzugeben (vgl. Oelke 2007: 35). Dies versetzt sie in die Lage, auch in der Zusammenarbeit im Team, ihre Position sowie ihre Meinung nachvollziehbar zu begründen.

Inhalte: Argumentationsstrukturen; Argumentationsziele; Darstellung der eigenen Position und Meinung

Zielsetzung: Die Lernenden können sich in Diskussionen positionieren, gezielt argumentieren und ihre Meinung vertreten. Sie kennen unterschiedliche Modelle der Argumentation und wenden Argumentationsstrukturen gezielt in unterschiedlichen Gesprächen an. Die Lernenden haben ein Bewusstsein dafür entwickelt, dass unterschiedliche Argumentationsziele auch ein unterschiedliches Vorgehen erfordern.

p. Umgang mit Konflikten

Spannungen und Konflikte sind Bestandteil unseres Arbeitslebens, deshalb ist es wesentlich Konflikte rechtzeitig zu erkennen und konstruktiv mit ihnen umzugehen (vgl. Glasl 2011: 13). Das Phasenmodell unterscheidet neun Eskalationsstufen, die das eigene Verhalten und das Verhalten des Konfliktpartners beschreiben (vgl. ebd.: 234). Zur Kommunikation in Konfliktsituationen kann die gewaltfreie Kommunikation nach Rosenberg genutzt werden, denn sie hilft den Konfliktparteien ihre Emotionen wahrzunehmen und authentisch auszudrücken (vgl. ebd.: 332). Die gewaltfreie Kommunikation ermöglicht es mit Gesprächspartnern so in Kontakt zu gehen, dass Empathie deutlich wird. Wesentlich ist, dass die eigene Ausdrucksweise im Gespräch gezielt gestaltet wird. Dies gelingt durch die Fokussierung auf die Beobachtung, das Fühlen und auf das, was in der gemeinsamen Interaktion benötigt wird. Die Anliegen im Gespräch sollen als Bitte formuliert werden, um eine gelingende Kommunikation zu ermöglichen (vgl. Rosenberg 2013: 30). Das Frageschema des Situationsmodells von Geißner (2000) mit den neun W-Fragewörtern (wer, was, wo, wann, wie, warum, wozu, worüber, mit wem), bietet eine Möglichkeit zur Reflexion und kann zur Klärung der unterschiedlichen Dimensionen in einer Gesprächs- oder Konfliktsituation eingesetzt werden (vgl. Geißner 2000: 96ff.)

Inhalte: Konfliktarten; Erkennen von Konflikten; Konstruktive Klärung von Konflikten; eigenes Konfliktverhalten; Phasenmodell der Eskalation nach Glasl (2011); Gewaltfreie Kommunikation nach Rosenberg (2013); Frageschema des Situationsmodells nach Geißner (2000)

Zielsetzung: Die Lernenden kennen die unterschiedlichen Arten von Konflikten und können eine Einordnung von Konflikten vornehmen. Sie sind in der Lage Konflikte rechtzeitig zu erkennen und diese konstruktiv und wertschätzend zu klären. Die Lernenden wissen um das eigene Konfliktverhalten und dessen Einfluss auf die Lösung von Konflikten. Sie können Konflikte in die verschiedenen Stufen der Eskalation im Phasenmodell nach Glasl (2011) einordnen und haben ein Bewusstsein, welche Handlungsmöglichkeiten die einzelnen Stufen beinhalten und welche Handlungsalternativen ausgeschlossen sind. Die Lernenden kennen die vier Elemente der gewaltfreien Kommunikation nach Rosenberg und können beobachten ohne zu bewerten, ihre Gefühle benennen und sich über ihre Bedürfnisse bewusst werden. Es gelingt ihnen durch das Wahrnehmen von Gefühlen und Bedürfnissen des anderen sowie das Formulieren ihrer Anliegen als Bitte mit dem Gesprächspartner nach einer Lösung zu suchen, die für beide annehmbar ist. Die Lernenden nutzen das Situationsmodell von Geißner (2000) zur Analyse einer Konfliktsituation, um den Konflikt gemeinsam mit dem Konfliktpartner konstruktiv zu lösen.

### 7.5.5 Modul M5 Interkulturelle Kommunikation

Die verschiedenen Lerneinheiten im Modul *M5 Interkulturelle Kommunikation* mit ihren Zielsetzungen werden nachfolgend erläutert.

q. Wissen um kulturelle Unterschiede und deren Auswirkungen in der Interaktion

Eine professionelle Kommunikationsfähigkeit beinhaltet viele verschiedene Ebenen, die sich auf die Kommunikation auswirken. Das sind die persönliche Haltung und Einstellung gegenüber dem Gesprächspartner, die eigenen Wertvorstellungen und Weltanschauungen, die nonverbale Kommunikation, die sprachlichen Kompetenzen und die Gesprächsführungstechniken (vgl. Tewes 2015: 112). Um in einer interkulturellen Gesprächssituation erfolgreich kommunizieren zu können, ist es erforderlich Wissen um die Funktionsweisen von Kulturen und ein Bewusstsein über kulturelle Unterschiede zu haben. Dies ermöglicht es bereits im Vorfeld, Auswirkungen der kulturellen Unterschiede auf die Interaktion mit Menschen aus unterschiedlichen Kulturen zu erkennen (vgl. Erll, Gymnich 2015: 12). Es ist wichtig die Bedingungen und Besonderheiten des Denkens und des Urteilens, des Empfindens und Handelns in anderen fremden Kulturen zu erkennen und diese als ebenso sinnvoll wie die eigenen kulturellen Formen zu akzeptieren (vgl. Thomas 2001: 200). Das Leistungsverhalten der verschiedenen Kulturen steht in engem Zusammenhang mit der Zeitorientierung und dem kommunikativen Verhalten. Auch das Zuhörverhalten ist je nach Kultur unterschiedlich (vgl. Lewis 2000: 50ff.). Für eine gelingende Zusammenarbeit mit Menschen aus anderen Kulturen ist es wesentlich das Leistungsverhalten und die Zeitorientierung sowie deren Einfluss auf das kommunikative Verhalten zu kennen. Die Beobachtung des Zuhörverhaltens des Gesprächspartners ermöglicht es, das eigene Kommunikationsverhalten darauf abzustimmen (vgl. ebd.: 53ff.). Auch der Sprecherwechsel im Verlauf der Kommunikation unterliegt kulturspezifischen Unterschieden. Um Missverständnisse zu vermeiden, ist es notwendig sich die Regeln für die Gesprächsorganisation in anderen Kulturen bewusst zu machen (vgl. Erll, Gymnich 2015: 120).

Inhalte: Wissen über andere Kulturen (Kultur- und länderspezifisches Wissen); Wissen über die Funktionsweisen von Kulturen; Kulturelle Dimensionen (Zeitorientierung, Handlungsorientierung); Kulturtypen und Zuhörstile nach Lewis (2000)

Zielsetzung: Die Lernenden sind in der Lage Menschen aus anderen Kulturen mit Empathie zu begegnen und sich in den Gesprächspartner einzufühlen. Sie entwickeln ein Bewusstsein und eine entsprechende Reflexionsfähigkeit für kulturelle Unterschiede und erkennen, dass jede kulturelle Gemeinschaft ihren eigenen Erfahrungshorizont hat, der sich von dem anderer Kulturen unterscheiden kann. Die Lernenden kennen die unterschiedlichen Zeit- und Handlungsorientierungen in unterschiedlichen Kulturen. Sie setzen sich mit den linear-aktiven, den multiaktiven und den reaktiven Kulturtypen und mit deren Einfluss auf die Kommunikation, insbesondere auf das Zuhörverhalten, auseinander und können sich auf den Gesprächspartner einstellen sowie die gemeinsame Kommunikation den Erfordernissen entsprechend gestalten.

r. Wissen über die eigene Kultur

Menschen wachsen im Laufe ihrer Entwicklung in eine Kultur hinein, deshalb sind die eigenen in ihrer Kultur üblichen Verhaltensweisen selbstverständlich geworden und werden nicht mehr reflektiert (vgl. Thomas 2001: 199). Die Anwendung von Regeln in Kulturen unterliegt aber nicht der Beliebigkeit, sondern es sind verbindliche Verhaltensregeln, die für alle gelten, die der Kultur angehören (vgl. Thomas et al. 2005: 21). Interkulturelle Begegnungssituationen erfordern zunächst das eigene kulturelle Orientierungssystem zu reflektieren, um dann das spezifische Orientierungssystem einer anderen Kultur verstehen zu können (vgl. Thomas 1993: 382).

Inhalte: Reflexion von eigenen Einstellungen, Verhaltensweisen und Kommunikationsmustern; Auseinandersetzung mit eigenen und fremden Werten

Zielsetzung: Die Lernenden reflektieren ihre eigenen Einstellungen und Verhaltensweisen und nehmen die eigene biografische Kultur bewusst wahr. Sie setzen sich mit ihrer Haltung gegenüber Fremden und ihren Erfahrungen in interkulturellen Kontexten auseinander. Die Lernenden reflektieren ihr eigenes Kommunikationsverhalten und beziehen dabei ihr Wissen über die verschiedenen Kulturtypen aus der Lerneinheit q. mit ein.

s. Bewusstsein für die kulturelle Variabilität nonverbaler Codes

Die Deutung nonverbaler Zeichen ist immer mit der Gefahr einer fehlerhaften Interpretation verbunden. In der interkulturellen Kommunikation sind bei Sprachschwierigkeiten die nonverbalen Verhaltensweisen des Gesprächspartners wesentlich, diese können aber kulturell bedingt eine ganz andere Bedeutung haben und deshalb fehlinterpretiert werden (vgl. Krumbruck, Derboven 2015: 135). Das nonverbale Verhalten gewinnt seine besondere Bedeutung zusätzlich durch die emotionalen Wirkungen, die es beim Kommunikationspartner auslöst (vgl. Morajko 2001a: 132). Menschen erwerben ein Repertoire an nonverbalen Codes im Laufe ihrer Entwicklung, das kulturabhängig ist (vgl. Erll, Gymnich 2015: 111.). So können Gestik und Mimik in unterschiedlichen Kulturen eine völlig andere Bedeutung besitzen und auch die Häufigkeit ihres Einsatzes variiert in Abhängigkeit von der Kultur des Gesprächspartners (vgl. ebd.: 112).

Inhalte: Nonverbale Kommunikation in unterschiedlichen Kulturen

Zielsetzung: Die Lernenden entwickeln ein Bewusstsein dafür, dass nonverbale Verhaltensweisen in anderen Kulturen unterschiedlich genutzt werden und eine andere Bedeutung haben können als in ihrem Kulturkreis. Sie berücksichtigen die besondere Bedeutung nonverbaler Kommunikation bei Sprachschwierigkeiten im Umgang mit Patienten und Angehörigen aus anderen Kulturen und sind sich bewusst, dass nonverbale Verhaltensweisen fehlinterpretiert werden können.

t. Berücksichtigung kulturspezifischer Besonderheiten bei der Therapie

Menschen aus anderen Kulturen haben andere Traditionen, Werte und Einstellungen entwickelt, die spezifisch für ihre Kultur sind (vgl. Thomas 2001a: 199). Kulturspezifische Phänomene, die in der logopädischen Therapie eine Rolle spielen können, sind unter anderem Begrüßungsrituale und Erziehungs- und Rollenverhalten sowie Speisen und Essgewohnheiten. Auch das kulturspezifische Zeitverständnis, die unterschiedlichen Kommunikationsstile und das nonverbale Verhalten können Einfluss auf die Interaktion mit Patienten und Angehörigen aus anderen Kulturen nehmen (vgl. Beushausen 2009: 334).

Inhalte: Begrüßungsrituale in anderen Kulturen; Erziehungs- und Rollenverhalten in anderen Kulturen; Speisen und Essgewohnheiten in anderen Kulturen; Sensibilisierung für wertschätzendes Kommunikationsverhalten im interkulturellen Kontext

Zielsetzung: Die Lernenden entwickeln Sensibilität für die kulturspezifischen Unterschiede und deren Einfluss auf die Interaktion mit Patienten und Angehörigen aus anderen Kulturen und können dies in der Kommunikation mit Patienten und Angehörigen aus anderen Kulturkreisen berücksichtigen. Sie beachten diese Aspekte auch im logopädischen Therapieprozess bei Beratungsgesprächen von Patienten und Angehörigen und berücksichtigen die Wünsche und kulturellen Werte von Patienten und Angehörigen, zum Beispiel auch bei der peroralen oder der nonperoralen Ernährung im Rahmen einer Dysphagie (vgl. Beushausen 2009: 251).

# 8 Zusammenfassung, Schlussfolgerung und Ausblick

Die Intention dieser Arbeit, anhand der Ergebnisse der qualitativen Untersuchung ein Konzept zur Entwicklung von kommunikativen Kompetenzen in der Logopädie zu entwickeln, konnte umgesetzt werden. Die Analyse der Experteninterviews mit der qualitativen Inhaltsanalyse nach Mayring ermöglichte die Ableitung eines Kategoriensystems, das als Grundlage für die Entwicklung des Konzeptes „Kommunikative Kompetenzen in der Logopädie" dient. Die acht Haupt- und jeweils vier und einmal drei Nebenkategorien machen deutlich, welche kommunikativen Kompetenzen die Lernenden in der Ausbildung zur Logopädin aus Sicht von Lehrenden an Berufsfachschulen für eine erfolgreiche Kommunikation in ihrem zukünftigen Berufsalltag erwerben sollten. Die Probanden erläutern auch, wie die Lernumgebung gestaltet werden könnte und in wieweit die Kompetenzentwicklung der Lernenden von den Lehrenden berücksichtigt werden sollte.

Aus dem Kategoriensystem konnten die fünf Module *M1 Grundlagen der Kommunikation*, *M2 Grundlagen der Gesprächsführung*, *M3 Therapeutische Gespräche*, *M4 Intra- und interprofessionelle Kommunikation* und *M5 Interkulturelle Kommunikation* und vier Implikationen abgeleitet werden. Die erste Implikation, die Adaption der Stufen des Kompetenzentwicklungsmodells von Erpenbeck und Sauter (2015) an die Ausbildungsstruktur an den Berufsfachschulen, bildet den Rahmen zur Entwicklung von kommunikativen Kompetenzen in der Ausbildung zur Logopädin. Die Ergebnisse der Untersuchung führten auch zu einer zweiten Implikation, der Modifizierung der Taxonomie der Entwicklungsstadien der Kompetenzentwicklung von Lernenden nach Wanetschka (2012). Diese wurde in ein Schema mit den Merkmalen der Entwicklungsstadien der Lernenden bei der Entwicklung von kommunikativen Kompetenzen überführt, damit die Lehrenden ihre Anforderungen, im Hinblick auf die kommunikativen Kompetenzen, auf den Entwicklungsstand der Lernenden abstimmen können. Als dritte Implikation wurde ein Zeitschema erstellt, das den zeitlichen Verlauf der Entwicklung von kommunikativen Kompetenzen zeigt. Die vierte Implikation beinhaltet die Erweiterung des Einschätzungsbogens „Kommunikative Kompetenzen" um den Baustein „Therapeutische Kommunikation". Die verschiedenen Module und die Implikationen zeigen, wie die Entwicklung von kommunikativen Kompetenzen im Ausbildungsprozess ermöglicht werden kann. Das Konzept „Kommunikative Kompetenzen in der Logopädie" bietet eine Grundlage an der sich Lehrende orientieren können. Es verdeutlicht, welche Inhalte in ein neues Berufsgesetz aufgenommen werden sollten, damit die Lernenden kommunikative Kompetenzen entwickeln können. Der Erwerb von kommunikativen Kompetenzen bereits in der Ausbildung ist essenziell, um den gestiegenen Erwartungen von Patienten und Angehörigen, auch aus anderen Kulturkreisen sowie den Herausforderungen in der intra- und interprofessionellen Zusammenarbeit gerecht werden zu können.

U. Herter-Ehlers, *Kommunikative Kompetenzen in der Logopädie*, Best of Therapie, https://doi.org/10.1007/978-3-658-31044-8_8

Die Generalisierbarkeit der Untersuchungsergebnisse ist aufgrund der kleinen Stichprobe von sechs Probanden allerdings als eingeschränkt zu betrachten, deshalb erscheint eine weitere qualitative Untersuchung mit einer größeren Stichprobe notwendig. Eine Folgestudie sollte nicht nur eine größere Anzahl von Probanden aufweisen, sondern auch berücksichtigen, dass Lehrende aus allen Bundesländern befragt werden. Die im Rahmen dieser Masterarbeit interviewten sechs Probanden unterrichten an sechs verschiedenen Berufsfachschulen für Logopädie in drei unterschiedlichen Bundesländern, in Bayern, in Niedersachsen und in Baden-Württemberg. Die Befragung von Lehrenden aus allen Bundesländern würde es ermöglichen, auch deren Ansichten und Meinungen zu erheben. In einer solchen Folgestudie könnten dann nicht nur Lehrende aus den Berufsfachschulen, sondern auch Lehrende, die im Rahmen der Modellstudiengänge für Logopädie unterrichten, befragt werden. Dieses Vorgehen würde die Sicht der Lehrenden an den Hochschulen einbinden und dadurch unter Umständen ein noch umfassenderes Bild ergeben. Die Ergebnisse aus einer bundesweit angelegten Folgestudie mit Lehrenden von Berufsfachschulen und Modellstudiengängen könnten den politischen Entscheidungsträgern auf Bundes- und Länderebene zur Verfügung gestellt werden und die Grundlage für die Veränderung der Lerninhalte des Curriculums im Bereich Kommunikation und Rhetorik bilden. Ein neues Berufsgesetz mit aktualisiertem Curriculum würde bundesweit die rechtlichen Rahmenbedingungen für die Ausbildung an Berufsfachschulen und/ oder an Hochschulen festlegen. Die rechtlichen Voraussetzungen für die Ausbildung zur Logopädin sollten so gestaltet werden, dass sie eine zeitgemäße und den künftigen Anforderungen entsprechende Gesundheitsversorgung ermöglichen (vgl. Robert-Bosch Stiftung 2013: 11).

Die Untersuchung bietet noch Ansätze für weitere Forschungsfragen. Geklärt werden müsste auch, in welchem Rahmen das Konzept erprobt werden kann. Möglich wäre die Erprobung für einen festgelegten Zeitraum, im Rahmen einer Modellphase an ausgewählten Berufsfachschulen. Aus den Ergebnissen einer anschließend durchgeführten Evaluation könnte das Vorgehen zur weiteren Umsetzung abgeleitet werden. Ein kritischer Punkt ist aus Sicht der Probanden die Umsetzung der Lerninhalte in die Praxis. Der Theorie-Praxis-Transfer im Hinblick auf kommunikative Kompetenzen erfolgt aus Sicht der Probanden nicht oder nicht ausreichend und erschwert dadurch die Entwicklung von kommunikativen Kompetenzen. Die Probanden merkten an, dass Lehrende sich sowohl in ihren Erstausbildungen als auch hinsichtlich ihrer individuellen Fort- und Weiterbildungen erheblich unterscheiden. Aus diesem Grund erscheint es sinnvoll in einer weiteren Studie zu klären, über welche Kompetenzen die Lehrenden an Berufsfachschulen für Logopädie und an den Modellstudiengängen an den Hochschulen im Bereich mündliche Kommunikation verfügen. Nach der Erhebung des Ist-Standes könnte eine einheitliche Qualifikationsgrundlage für Lehrende erstellt werden, denn sie sind diejenigen, die eine Verknüpfung von Theorie und Praxis im Bereich Kommunikation ermöglichen.

Es erscheint notwendig darüber nachzudenken, ob neben den Lerninhalten zu Kommunikation und Rhetorik, auch die Qualifikation von Lehrenden in diesem Bereich festgelegt werden sollte. Wichtig wäre, dass alle Lehrenden in der Logopädie über vergleichbare Qualifikationen und Bildungswege verfügen (vgl. Bundesverband deutscher Schulen für Logopädie BDSL 2017: 4). Dies würde die Grundlage für eine äquivalente Ausbildung der Lernenden im Bereich kommunikative Kompetenzen, sowohl an Berufsfachschulen als auch an Hochschulen, bieten.

Hervorzuheben ist, dass nach Ansicht aller befragten Lehrenden, kommunikative Kompetenzen einen sehr hohen Stellenwert in der logopädischen Arbeit haben. „Kommunikation [ist] ganz offensichtlich eine Conditio sine qua non menschlichen Lebens und gesellschaftlicher Ordnung." (Watzlawick et al. 1969: 13). Es ist essenziell, dass kommunikative Kompetenzen, ohne die das Fachwissen nicht erfolgreich umgesetzt werden kann, bereits im Rahmen der Ausbildung zur Logopädin erworben werden können (vgl. Heyse, Giger 2015: 19). Diese Kommunikationskompetenzen können dann im Berufsalltag weiterentwickelt werden (vgl. Elzer 2009: 15), denn „Kommunikation, verstanden im weitesten Sinne als sich zu verhalten und zueinander in Beziehung zu treten, vermag Leben in lebenswerter Qualität zu ermöglichen." (Geisler 2008: 136).

# 9 Literaturverzeichnis

Allhoff, D.-W. (Hrsg.) (2001a): Schlüsselkompetenz Mündliche Kommunikation. München: Ernst Reinhardt.

Allhoff, D.-W. (Hrsg.) (2001b): Förderung mündlicher Kommunikation. München: Ernst Reinhardt.

Allhoff, D.; Allhoff, W. (2014): Rhetorik und Kommunikation. Ein Lehr- und Übungsbuch. München: Ernst Reinhardt.

Alter, U. (2015): Grundlagen der Kommunikation für Führungskräfte. Mitarbeitende informieren und Führungsgespräche erfolgreich durchführen. Wiesbaden: Springer.

Appel, H., Pabst-Weinschenk, M. (2011): Sprecherziehung in der Logopädie-Ausbildung. In: Papst-Weinschenk, M. (2011) (Hrsg): Grundlagen der Sprechwissenschaft und Sprecherziehung. 2. Auflage. München: Ernst Reinhardt: 333-334.

Arnold, R. (2011): Veränderung durch Selbstveränderung. Impulse für das Changemanagement. Baltmannsweiler: Schneider Verlag und Hohengehren.

Arnold, R. (2013): Wie man lehrt, ohne zu belehren. 29 Regeln für eine kluge Lehre. Das Lena-Modell. 2. Auflage. Heidelberg: Carl-Auer.

Arnold, R.; Krämer- Stürzl, A.; Siebert, H. (2011): Dozentenleitfaden. Erwachsenenpädagogische Grundlagen für die berufliche Weiterbildung. 2.Auflage. Berlin: Cornelsen.

Ausbildungs- und Prüfungsordnung für Logopäden (LogAPrO) (1980): „URL: http://www.gesetze-im-internet.de/logapro/BJNR018920980.html [Stand: 21.09.2017]."

Bartsch, E.; Marquart, T. (1999): Grundwissen Kommunikation. Ausgangsfragen. Schlüsselthemen. Praxisfelder. Stuttgart: Ernst Klett.

Benien, K. (2012): Schwierige Gespräche führen. Modelle für Beratung-, Kritik- und Konfliktgespräche im Berufsalltag. 8. Auflage. Reinbek: Rowohlt.

Benner, P. (2012): Stufen zur Pflegekompetenz. From Novice to Expert. Zweite Auflage. Bern: Huber.

Beushausen, U. (2004): Sicher und frei reden. Sprechängste erfolgreich abbauen. 2. Auflage. München: Ernst Reinhardt.

Beushausen, U. (2009): Therapeutische Entscheidungsfindung in der Sprachtherapie. Grundlagen und 14 Fallbeispiele. München: Elsevier, Urban & Fischer.

© Der/die Herausgeber bzw. der/die Autor(en), exklusiv lizenziert durch Springer Fachmedien Wiesbaden GmbH, ein Teil von Springer Nature 2020
U. Herter-Ehlers, *Kommunikative Kompetenzen in der Logopädie*, Best of Therapie, https://doi.org/10.1007/978-3-658-31044-8

Bilda, K.; Brenner, S. (2011): Der Modellstudiengang Logopädie der Hochschule für Gesundheit Bochum. Ein neuer Weg zur akademischen Logopädie. In: Forum Logopädie 25/5: 34-41.

Bliesener, T.; Brons-Albert, R. 1994: Rollenspiele in Kommunikation- und Verhaltenstrainings. Opladen: Westdeutscher Verlag.

Bogner, A.; Littig, B.; Menz, W. (Hrsg.) (2002): Das Experten-Interview. Theorie, Methode, Anwendung. Opladen: Leske+Budrich.

Bogner, A.; Littig, B.; Menz, W. (Hrsg.) (2005): Das Experten-Interview. Theorie, Methode, Anwendung 2. Auflage. Wiesbaden: Verlag Sozialwissenschaften.

Bortz, J.; Döring, N. (2006): Forschungsmethoden und Evaluation für Human- und Sozialwissenschaftler. 4. Auflage. Heidelberg: Springer.

Brauer,T.; Tesak, J. (2010): Logopädie. Was ist das? 4. Auflage. Idstein: Schulz-Kirchner.

Brinker, T. (2014): Qualitätskriterien für den Erwerb und die Förderung von Schlüsselkompetenzen an Hochschulen. In: Heyse, V. (Hrsg.): Aufbruch in die Zukunft. Erfolgreiche Entwicklungen von Schlüsselkompetenzen in Schulen und Hochschulen. Münster: Waxmann: 213-234.

Bröckel, M. (2005): Logopädie - durch Kommunikation zur Wissenschaft. Idstein: Schulz-Kirchner.

Bröckel, M.; Hansen, H. (2011). Kompliziert oder komplex? Eine Analyse logopädischer Interventionsprozesse. In: Forum Logopädie 25/5: 14-19.

Brüning, L.; Saum, T. (2015): Erfolgreich unterrichten durch Kooperatives Lernen. Strategien zur Schüleraktivierung. 10. Auflage. Essen: Neue Deutsche Schule Verlagsgesellschaft.

Bürki, M.; Kempe, S.; Kohler, J.; Steiner, J. (2011): Logopädie und Wirksamkeit. Bestandsaufnahme und Perspektive – ein Diskussionsbeitrag. In: Forum Logopädie 25/2: 28-33.

Büttner, C.; Quindel, R. (2005): Gesprächsführung und Beratung. Sicherheit und Kompetenz im Therapiegespräch. Heidelberg: Springer.

Büttner, C.; Quindel, R. (2013): Gesprächsführung und Beratung. Sicherheit und Kompetenz im Therapiegespräch. 2. Auflage. Heidelberg: Springer.

Bundesgesetzblatt Jg. 2009. Teil I. Nr. 64. ausgegeben zu Bonn am 2. Oktober 2009. Gesetz zur Einführung einer Modellklausel in die Berufsgesetze der Hebammen, Logopäden, Physiotherapeuten und Ergotherapeuten.

Bundesministerium für Bildung und Forschung (BMBF) (2017): Krankenhaus 4.0. Ein Innovationsforum Mittelstand. „URL: ttps://www.bmbf.de/pub/Innovationsforum Mittelstand_Krankenhaus_4.0.pdf [Stand: 18.4.2018]."

Bundesministerium für Gesundheit (BMG) (2016): Pressemitteilung vom1.12.2016. Berufsrecht. Verlängerung der Modellklausel. „Url: https://www.bundesgesundheitsministerium.de/presse/pressemitteilungen/2016/4-quartal/psg-iii-verabschiedung-bt/ [Stand: 21.09.2017]."

Bundesverband deutscher Schulen für Logopädie e. V. (BDSL) (2017): Position des BDSL zur Einordnung in ein neues Berufsgesetz und zur Akademisierung der Gesundheitsfachberufe der Therapie - hier Logopädie. „URL: http://bdsl-ev.de/files /position_einordnung_berufsgesetz_2017_web.pdf [Stand: 21.09.2017]."

Clausen-Söhngen, M. (2005): Beratung in der logopädischen Arbeit: Beratend behandeln - behandelnd beraten. In: Forum Logopädie 2/19: 24-27.

Clausen-Söhngen, M.; Kellner, M. (2009): Das Vertragskonzept der Transaktionsanalyse in der Gestaltung von logopädischer Ausbildungssupervision. In: Forum Logopädie 23/1: 34-39.

Deutscher Bundesverband für Logopädie (dbl) (2010): Berufsleitlinien. „URL: https://www.dbl-ev.de/fileadmin/Inhalte/Publikationen/0008_Berufsleitlinien.pdf [Stand: 21.09. 2017]."

Deutscher Bundesverband für Logopädie (dbl) (2013): Standards für den Erwerb klinisch-praktischer Kompetenzen in der Logopädie/Sprachtherapie. Ein gemeinsames Grundsatzpapier von dbl und dbs. „URL: https://www.dbl-ev.de/fileadmin/ Inhalte/Dokumente/Bildung_und_Wissenschaftsfoerderung/Standards_fuer_den_ Erwerb_klinisch-praktischer_Kompetenzen_in_der_Logopaedie_Sprachtherapie. pdf. [Stand: 21.09. 2017]."

Deutscher Bundesverband für Logopädie (dbl) (2016): Primär qualifizierende Hochschulausbildung der Logopädie in Deutschland. dbl-Positionspapier. „URL: https://www.dbl-ev.de/fileadmin/Inhalte/Dokumente/der_dbl/Positionspapiere/Posi tionspapier_Primaerqualifizierende_Hochschulausbildung.pdf[Stand:21.09. 2017]".

Dehn-Hindenberg A. (2008): Patientenbedürfnisse in der Physiotherapie, Ergotherapie und Logopädie. Idstein: Schulz-Kirchner.

Dehn-Hindenberg A. (2010): Gesundheitskommunikation im Therapieprozess. Idstein: Schulz-Kirchner.

Delfos, M.F. (2015): „Wie meinst Du das?". Gesprächsführung mit Jugendlichen. 13-18 Jahre. 6. Auflage. Weinheim: Beltz Verlag.

Delhees, K.H. (1994): Soziale Kommunikation. Opladen. Westdeutscher Verlag.

De Shazer, S. (1992): Der Dreh. Heidelberg: Carl-Auer.

DQR-Der Deutsche Qualifikationsrahmen für lebenslanges Lernen (2011): „URL: http://www.dqr.de/media/content/Der_Deutsche_Qualifikationsrahmen_fuer_leben slanges_Lernen.pdf [Stand:19.09.2017]".

Dittmar, N. (2009): Transkription. Ein Leitfaden mit Aufgaben für Studenten, Forscher und Laien. 3. Auflage. Wiesbaden: VS-Verlag.

Dresing, T.; Pehl ,T. (2018): Interview, Transkription & Analyse. Anleitung und Regelsysteme für qualitativ Forschende. 8. Auflage. „URL: http://www.audiotranskrip tion.de/download/praxisbuch_transkription.pdf?q=Praxisbuch-Transkription.pdf. [Stand: 21.01.2018]".

Dreyfuß, H. ; Dreyfuß S. (1991): Künstliche Intelligenz. Von den Grenzen der Denkmaschine und dem Wert der Intuition. Hamburg: Rowohlt.

Elzer, M. (Hrsg.) (2009): Kommunikative Kompetenzen in der Physiotherapie. Lehrbuch der Theorie und Praxis verbaler und nonverbaler Interaktion. Bern: Huber.

Erll, S.; Gymnich, M. (2015): Interkulturelle Kompetenzen - Erfolgreich kommunizieren zwischen den Kulturen. 3. Auflage. Stuttgart: Klett.

Erpenbeck, J.; Heyse, V. (2007): Die Kompetenzbiografie. Wege der Kompetenzentwicklung. Münster: Waxmann.

Erpenbeck, J.; v. Rosenstiel, L.; Grote, S.; Sauter, W. (Hrsg.) (2017): Handbuch Kompetenzmessung – Erkennen, verstehen und bewerten von Kompetenzen in der betrieblichen, pädagogischen und psychologischen Praxis. 3. Auflage. Stuttgart: Schäffer-Poeschel.

Erpenbeck, J; Sauter, W. (2015): Wissen, Werte, Kompetenzen in der Mitarbeiterentwicklung. Ohne Gefühl geht in der Bildung gar nichts. Heidelberg: Springer.

Fischer, M. (2010): Über das Verhältnis von Wissen und Handeln in der Arbeit und der beruflichen Ausbildung. In: Münk, D.; Schelten, A. (Hrsg.): Kompetenzermittlung für die Berufsbildung. Bonn: Bundesinstitut für Berufsbildung: 237-250.

Fischer-Epe, M. (2013): Coaching: Miteinander Ziele erreichen. Reinbek: Rowohlt.

Flick, U. (2014): Qualitative Sozialforschung. Eine Einführung. Reinbek: Rowohlt.

Flick, U.; Kardoff, v. E.; Steinke, G. (Hrsg.) (2013): Qualitative Forschung. Ein Handbuch. Reinbek: Rowohlt.

Friebertshäuser, B.; Prengel, A. (Hrsg.) (1997): Handbuch Qualitative Methoden in der Erziehungswissenschaft. München: Juventa.

Friebertshäuser, B. (1997): Interviewtechniken - ein Überblick. In: Friebertshäuser, B.; Prengel, A. (Hrsg.): Handbuch Qualitative Methoden in der Erziehungswissenschaft. München: Juventa: 371-379.

Geisler, L. 2008: Kommunikation in der Palliativmedizin. In: Hoefert, H. W.; Hellmann, W. (Hrsg.): Kommunikation als Erfolgsfaktor im Krankenhaus. Heidelberg: Economica Verlag und Medizinrecht de Verlag: 136-149.

Geißner, H. (1981): Sprechwissenschaft. Theorie der mündlichen Kommunikation. Königstein/Ts.: Scriptor.

Geißner, H. (2000): Kommunikationspädagogik. Transformation der `Sprech`-Erziehung. Sprechen und Verstehen. Band 17. St. Ingbert: Röhring Universitätsverlag.

Gillen, J. (2006): Kompetenzanalysen als berufliche Entwicklungschance. Eine Konzeption zur Förderung beruflicher Handlungskompetenz. Bielefeld: Bertelsmann.

Glasl, F. (2011): Konfliktmanagement. Ein Handbuch für Führungskräfte, Beraterinnen und Berater. 10. Auflage. Bern: Haupt.

Greif, S. (2008): Coaching und ergebnisorientierte Selbstreflexion. Göttingen: Gräfe.

Grötzbach, H.; Iven, C. (Hrsg.) (2009): ICF in der Sprachtherapie. Idstein: Schulz-Kirchner.

Gross, C. (2017): Digitale Faszination bei Telematik und Telemedizin. In: ärztin. Medizin 4.0./ Digitalisierung in der Medizin. Zeitschrift des Deutschen Ärztinnenbundes e.V., 64. Jahrgang, 1/17: 12. „URL: https://www.aerztinnenbund.de/down loads/4/Aerztin01.2017.pdf. [Stand: 18.4.2018]."

Hammer, S. (2012): Stimmtherapie mit Erwachsenen. Was Stimmtherapeuten wissen sollten. 5. Auflage. Berlin: Springer.

Hammer, S. (Hrsg.) (2013): Mein Patient macht nicht mit - Was nun? Compliance als Schlüssel zum Therapieerfolg. Idstein: Schulz Kirchner.

Hansen, H. (2009): Therapiearbeit - eine qualitative Untersuchung der Arbeitstypen und Arbeitsmuster ambulanter logopädischer Prozesse. In. Wissenschaftliche Schriften. Reihe 13. Beiträge zur Gesundheits- und Therapiewissenschaft. Bd. 5. Idstein: Schulz-Kirchner.

Harp, S. (2011): Die ProfilPASS-Beratung. In: Harper, S.; Pielorz, M.; Seidel, S.; Seusing, B. (Hrsg.): Praxisbuch ProfilPASS. Ressourcenorientierte Beratung für Bildung und Beschäftigung. Bielefeld: Bertelsmann: 51-103.

Harp, S.; Pielorz, M.; Seidel, S.; Seusing, B. (Hrsg.) (2011): Praxisbuch Profil-PASS. Ressourcenorientierte Beratung für Bildung und Beschäftigung. Bielefeld: Bertelsmann.

Heilmann, C. (2011): Körpersprache richtig verstehen und einsetzen. 2. Auflage. München: Ernst Reinhardt.

Herter-Ehlers, U. (2015): Förderung der Selbstreflexivität von Logopädie-Schüler/innen im Kontext logopädischer Beratungskompetenz - eine qualitative Untersuchung am Beispiel der Stimmtherapie. Unveröffentlichte Bachelorarbeit.

Heudecker, S. (2011): Aspekte der Themenzentrierten Interaktion in der Sprecherziehung. In: Papst-Weinschenk, M. (Hrsg.): Grundlagen der Sprechwissenschaft und Sprecherziehung. 2. Auflage. München: Ernst Reinhardt: 299-306.

Heyse, V. (Hrsg.) (2014): Aufbruch in die Zukunft. Erfolgreiche Entwicklungen von Schlüsselkompetenzen in Schulen und Hochschulen. Münster: Waxmann.

Heyse, V.; Giger, M. (Hrsg.) (2015): Erfolgreich in die Zukunft: Schlüsselkompetenzen in Gesundheitsberufen. Konzepte und Praxismodelle für die Aus-, Weiter-, und Fortbildung in Deutschland, Österreich und der Schweiz. Heidelberg: medhochzwei Verlag.

Hoefert, H.W.; Hellmann, W. (Hrsg.) (2008): Kommunikation als Erfolgsfaktor im Krankenhaus. Heidelberg: Economica Verlag und Medizinrecht de Verlag.

Hoefert, H.W. (2008): Einbindung von Patienten in den Behandlungsprozess. In: Hoefert, H.W.; Hellmann, W. (Hrsg.): Kommunikation als Erfolgsfaktor im Krankenhaus. Heidelberg: Economica Verlag und Medizinrecht de Verlag: 153-168.

Hochschulrektorenkonferenz (HRK) (2017a): Primär qualifizierende Studiengänge in Pflege-, Therapie- und Hebammenwissenschaften. „URL: https://www.hrk.de/fileadmin/redaktion/hrk/02-Dokumente/02-01-Beschluesse/Entschliessung_Primaer qualifizierende_ Studiengaenge_14112017.pdf. [Stand: 13.02.18]."

Hochschulrektorenkonferenz (HRK) (2017b): Interprofessionelles Lehren und Lernen in hochschulisch qualifizierenden Gesundheitsfachberufen und der Medizin. 2. Auflage. Projekt Nexus: Bonn.

Hussy, W.; Schreier, M.; Echterhoff, G. (2013): Forschungsmethoden in Psychologie und Sozialwissenschaften. 2. Auflage. Berlin: Springer.

Iven, C. (2000): Gemeinsam Lösungen erarbeiten. In: Logos Interdisziplinär 8/2: 84-87.

Kaiser, A.; Kaiser, R. 1999: Metakognition. Denken und Problemlösen optimieren. Neuwied: Luchterhand.

Kanitz von, A. (2015): Feedbackgespräche. 2. Auflage. Freiburg: Haufe.

Kanitz von, A. (2016): Crashkurs Professionell Moderieren. Freiburg: Haufe.

Kanitz von, A.; Scharlau, C. (2009): Gesprächstechniken. 2. Auflage. Freiburg: Haufe.

Kaufhold, M. (2006): Kompetenz und Kompetenzerfassung. Analyse und Beurteilung von Verfahren der Kompetenzerfassung. Wiesbaden: VS Verlag für Sozialwissenschaften.

Klemme, B.; Siegmann, G.; Köster, J.; Kruse, A.; Kunze, K. (2014). Clinical Reasoning. Therapeutische Denkprozesse lernen. 2. Auflage. Stuttgart: Georg Thieme.

Kollbrunner, J. (2017): Psychosoziale Beratung in Therapieberufen. Idstein: Schulz-Kirchner Verlag.

Krewer, B.; Merkle, B. (2011): Modell zur internationalen Kompetenzentwicklung. Das Didaktik-Konzept der IZ-Akademie. Bad Honnef: GIZ.

Kuckartz, U. (2014): Qualitative Inhaltsanalyse. Methoden, Praxis, Computerunterstützung. Weinheim: Beltz Juventa.

Krumbruck,C.; Derboven, W. ( 2015): Interkulturelles Training. Trainingsmanual zur Förderung interkultureller Kompetenzen in der Arbeit. 3. Auflage. Berlin: Springer.

Kurtz, S.; Silverman, J.; Draper, J. (2005): Teaching and Learning Communication Skills in Medicine. Oxford: Radcliffe Publishing.

Lange, S. (2012): Kommunikationskompetenz in den Therapieberufen: Gemeinsam ans Ziel. Idstein: Schulz- Kirchner.

Langer, I.; Schulz von Thun, F.; Tausch, R. (2011): Sich verständlich ausdrücken. 9. Auflage. München: Ernst Reinhardt.

Lewis R.D. (2000): Handbuch Internationale Kompetenz. Mehr Erfolg durch den richtigen Umgang mit Geschäftspartnern weltweit. Frankfurt/Main: Campus.

Lewis R.D. (2008): Cross-Cultural Communication. A visual approach. 2. Edition. Warnford: Transcreen Publications.

LogopG (1980): Gesetz über den Beruf des Logopäden. https://www. gesetze-im internet.de/bundesrecht/logopg/gesamt.pdf [Stand:16.09.2017]".

Mayring, P. (2002): Einführung in die qualitative Sozialforschung. 5. Auflage. Weinheim: Beltz.

Mayring, P. (2015): Qualitative Inhaltsanalyse. Grundlagen und Techniken. 12. Auflage. Weinheim: Beltz.

MAXQDA (2018): MAXQDA – Software für qualitative Datenanalyse. VERBI Software. Consult. Sozialforschung GmbH: Berlin.

Meinefeld, W. (2013): Hypothesen und Vorwissen in der qualitativen Sozialforschung. In: Flick, U.; Kardoff, v. E.; Steinke, G. (Hrsg.) (2013): Qualitative Forschung. Ein Handbuch. Reinbek: Rowohlt: 265-275.

Metzenthin, P.; Diviani, S.; Loos, I.; Matt Robert, S.; Rohrbach, D.; Scura, N.; Watzek, D. (2015): Kommunikative Kompetenzen praxisnah erwerben – Best Practice in der Ausbildung von Gesundheitsfachpersonen. In: Heyse, V.; Giger, M. (Hrsg.): Erfolgreich in die Zukunft: Schlüsselkompetenzen in Gesundheitsberufen. Konzepte und Praxismodelle für die Aus-, Weiter-, und Fortbildung in Deutschland, Österreich und der Schweiz. Heidelberg: medhochzwei Verlag: 439-459.

Meuser, M.; Nagel, U. (2009): Das Experteninterview – konzeptionelle Grundlagen und empirische Anlage. In: Pickel, S.; Pickel, G.; Lauth, H.-J.; Jahn, D. (Hrsg.): Methoden der vergleichenden Politik- und Sozialwissenschaft Wiesbaden: VS Verlag: 465–479.

Mieg, H. A.; Näf, M. (2005): Experteninterviews. Institut für Mensch-Umwelt-Systeme (HES), ETH Zürich.

Mönnich, A.; Jaskolski, E. (Hrsg.) (1999): Sprache und Sprechen. Band 35. Kooperation in der Kommunikation. München: Ernst-Reinhardt.

Mönnich, A.; Spiegel, C. (2012): Kommunikation beobachten und beurteilen. In: Becker-Mrotzek, M. (Hrsg.): Mündliche Kommunikation und Gesprächsdidaktik. Deutschunterricht in Theorie und Praxis. 3. Auflage. Baltmannsweiler: Schneider Hohengehren: 429-444.

Morajko, I. (2001): Interkulturelle Kommunikation im Spannungsfeld zwischen Kontextbezug und Konfusionsvorgang. In: Allhoff, D.-W. (Hrsg.): Schlüsselkompetenz Mündliche Kommunikation. Sprache und Sprechen. Band 37. München: Ernst Reinhardt: 129-136.

Münk, D.; Schelten, A. (Hrsg.) (2010): Kompetenzermittlung für die Berufsbildung. Bonn: Bundesinstitut für Berufsbildung.

North, K. (2017): Kompetenzrad und Kompetenzmatrix. In: Erpenbeck, J.; v. Rosenstiel, L.; Grote, S.; Sauter, W. (Hrsg.): Handbuch Kompetenzmessung – Erkennen, verstehen und bewerten von Kompetenzen in der betrieblichen, pädagogischen und psychologischen Praxis. 3. Auflage. Stuttgart: Schäffer-Poeschel: 465-477.

Nünning, A.; Zierold, M. (2008): Kommunikationskompetenzen - Erfolgreich kommunizieren in Studium und Berufsleben. Stuttgart: Klett Lerntraining.

Oelke, U. (2007): Gemeinsamkeiten in den pflege- und gesundheitlichen Ausbildungen in Nordrhein-Westfalen. In: Forum Logopädie 21/2: 32-36.

Oertle, C.; Beck, M. (2014): Kompetenzförderndes Lehren und Lernen in den Gesundheitsberufen der Schweiz – Rückblick und Ausblick. In: Heyse, V. (Hrsg.): Aufbruch in die Zukunft. Erfolgreiche Entwicklungen von Schlüsselkompetenzen in Schulen und Hochschulen. Münster: Waxmann: 299-317.

Ott, B. (2011): Grundlagen des beruflichen Lernens und Lehrens. 4. Auflage. Berlin: Cornelsen.

Pachner, A. (2014): Die Metakompetenz „Selbstreflexion" und ihre Bedeutung für pädagogisch Tätige und deren Professionalitätsentwicklung. In: Heyse, V. (Hrsg.): Aufbruch in die Zukunft. Erfolgreiche Entwicklungen von Schlüsselkompetenzen in Schulen und Hochschulen. Münster: Waxmann: 434-447.

Pahn, C.; Rausch, M.; Siegmüller, J. (2010): Vom Input zum Outcome. In: Forum Logopädie 5/24: 32-37.

Papst-Weinschenk, M. (2011) (Hrsg): Grundlagen der Sprechwissenschaft und Sprecherziehung. 2. Auflage. München: Ernst Reinhardt.

Pätzold, G. (1996): Lehrmethoden in der beruflichen Bildung. 2. Auflage. Heidelberg: Sauer-Verlag.

Patrzek, A. (2015): Fragekompetenz für Führungskräfte. Handbuch für wirksame Gespräche. 6. Auflage. Wiesbaden: Springer Gabler.

Pickel, S.; Pickel, G.; Lauth, H.-J.; Jahn, D. (Hrsg.) (2009): Methoden der vergleichenden Politik- und Sozialwissenschaft. Wiesbaden: VS Verlag.

Pundt, J. (Hrsg.) (2006): Professionalisierung im Gesundheitswesen - Positionen - Potentiale - Perspektiven. Bern: Huber, Hogreve.

Rausch, M.; Thelen, K.; Beudert, I. (2014): Kompetenzprofil für die Logopädie. Frechen: Deutscher Bundesverband für Logopädie e.V. dbl. „URL: https://www.dbl-ev.de/fileadmin/Inhalte/Dokumente/der_dbl/Der_Verband/201408 28_Kompetenzprofil_Langfassung_.pdf [Stand: 19.09.2017]."

Reich, K. (2008): Methodenpool der Universität Köln. „URL: https://www.metho denpool.uni-koeln.de/download/reflectingteam.pdf. [Stand: 14.03.2018]."

Robert Bosch Stiftung (Hrsg.) (2013): Gesundheitsberufe neu denken, Gesundheitsberufe neu regeln. Grundsätze und Perspektiven – eine Denkschrift der Robert Bosch Stiftung. Stuttgart: Robert Bosch Stiftung.

Rogers, C.R. (2013): Therapeut und Klient. Grundlagen der Gesprächspsychotherapie. 22. Auflage. Frankfurt a. M.: Fischer.

Rosenberg, M. B. (2013): Gewaltfreie Kommunikation. Eine Sprache des Lebens. Paderborn: Junfermann.

Rosenstiel, L. (2015): Geleitwort. In: Patrzek, A.: Fragekompetenz für Führungskräfte. Handbuch für wirksame Gespräche. 6. Auflage. Wiesbaden: Springer Gabler: II.

Roth, G.; Lück, M. (2010): Mit Gefühl und Motivation Lernen. Neurobiologische Grundlagen der Wissensvermittlung im Training. Weiterbildung. Zeitschrift für Grundlagen, Praxis und Trends I: 40-43.

Schaeffer, D.; Schmidt-Kähler, S. (Hrsg.): (2012): Lehrbuch Patientenberatung. 2. Auflage. Bern: Huber.

Schaeffer, D; Schmidt-Kaehler, S. (2012): Patientenberatung: wachsende Bedeutung und neue Aufgaben. In: Schaeffer, D.; Schmidt-Kähler, S. (Hrsg.): Lehrbuch Patientenberatung. 2. Auflage. Bern: Huber: 11-21.

Schäffner, L. (2015): Die Kompetenztriade Patient, Arzt, MFA. In: Heyse, V.; Giger, M. (Hrsg.): Erfolgreich in die Zukunft: Schlüsselkompetenzen in Gesundheitsberufen. Konzepte und Praxismodelle für die Aus-, Weiter-, und Fortbildung in Deutschland, Österreich und der Schweiz. Heidelberg: medhochzwei Verlag: 511-529.

Scheibler, F.; Pfaff, H. (2003): Shared Decision-Making. Der Patient als Partner im medizinischen Entscheidungsprozess. Weinheim: Juventa.

Schneider-Landolf, M., Spielmann, J., Zitterbarth, W. (Hrsg.) (2010): Handbuch Themenzentrierte Interaktion (TZI). 2. Auflage. Göttingen: Vandenhoeck & Ruprecht.

Schreier, M. (2013): Qualitative Forschungsmethoden. In: Hussy, W.; Schreier, M.; Echterhoff, G.: Forschungsmethoden in Psychologie und Sozialwissenschaften. 2. Auflage. Berlin: Springer: 185-220.

Schüßler, I. (2011): Wirklichkeit widerfährt - zur Bedeutung leiblich-sinnlicher Erfahrungen in der akademischen Lehre. In: Arnold, R. (Hrsg.): Veränderung durch Selbstveränderung. Impulse für das Changemanagement. Baltmannsweiler: Schneider Verlag und Hohengehren: 239-278.

Schulz von Thun, F. (1993): Miteinander reden 1: Störungen und Klärungen. Reinbek: Rowohlt.

Schulz von Thun, F. (2012): Miteinander reden: Fragen und Antworten. 4. Auflage. Reinbek: Rowohlt.

Sciborski, C. (2009): Der kommunikationstheoretische Beitrag. In: Elzer, M. (Hrsg.): Kommunikative Kompetenzen in der Physiotherapie. Bern: Huber: 120-138.

Seel, N. (2003): Psychologie des Lernens. 2. Auflage. München: Ernst Reinhardt.

Siebert, H. (2012): Didaktisches Handeln in der Erwachsenenbildung. Didaktik aus konstruktivistischer Sicht. 7. Auflage. Hergensweiler: Ziel-Verlag.

Spieker-Henke, M. (2014): Leitlinien der Stimmtherapie. 2. Auflage. Stuttgart: Thieme.

Spielmann, J. (2010): Was ist TZI? In: Schneider-Landolf, M., Spielmann, J., Zitterbarth, W. (Hrsg.): Handbuch Themenzentrierte Interaktion (TZI). 2. Auflage. Göttingen: Vandenhoeck & Ruprecht: 14-17.

Spitzer, M. (2011): Lernen. Gehirnforschung und die Schule des Lebens. Heidelberg: Spektrum Akademischer Verlag.

Springer, L.; Zückner, H. (2006): Empfehlende Ausbildungsrichtlinie für die staatlich anerkannten Logopädieschulen in Nordrhein-Westfalen. Im Auftrag des Ministeriums für Arbeit, Gesundheit und Soziales des Landes Nordrhein-Westfalen: „URL:http://www.mgepa.nrw.de/mediapool/pdf/pflege/pflege_und_ gesundheitsberufe/ausbildungsrichtlinien/ausbildungsrichtlinien-logopaedie-nrw.pdf [Stand:16.09.2017]".

Staatsinstitut für Schulqualität und Bildungsforschung München (ISB) (2012). ISB-Didaktische Jahresplanung. Kompetenzorientierten Unterricht systematisch planen. „URL: https://www.isb.bayern.de/download/10684/druck_dj_v21.pdf. [Stand: 26.02. 2018]."

Ständige Konferenz der Logopädenlehranstaltsleitungen und Fachtagung der Lehrlogopäden (1993). Curriculum für die Ausbildung des Logopäden nach der Ausbildungs- und Prüfungsordnung für Logopäden in der Bundesrepublik Deutschland (LogAPrO) vom 1. Oktober 1980. 2. überarbeitete und erweiterte Auflage. Median Verlag. Heidelberg.

Steinke, I. (2013): Gütekriterien qualitativer Forschung. In: Flick, U.; Kardoff, v. E.; Steinke, G. (Hrsg.): Qualitative Forschung. Ein Handbuch. Reinbek: Rowohlt: 319-331.

Stieger, A. (2009): Zum Erwerb kommunikativer Kompetenzen in der Physiotherapie. In: Elzer, M. (Hrsg.): Kommunikative Kompetenzen in der Physiotherapie. Lehrbuch der Theorie und Praxis verbaler und nonverbaler Interaktion. Bern: Huber: 273-285.

Tewes, R. (2015): „Wie bitte?". Kommunikation in Gesundheitsberufen. 2. Auflage. Berlin: Springer.

Teuchert, B. (Hrsg.) (2015): Mündliche Kommunikation lehren und lernen. Facetten der Rhetorik in Schule und Beruf. Hohengehren: Schneider Verlag.

Thiel, B. (2001): Wertungsfreies Mitarbeiter-Feedback auf der Grundlage eines offenen Feedback-Bogens. In: Allhoff, D.-W. (Hrsg.): Schlüsselkompetenz Mündliche Kommunikation. Sprache und Sprechen. Band 37. München: Ernst Reinhardt: 175-182.

Thomas, A. (Hrsg.) (1993): Kulturvergleichende Psychologie. Eine Einführung. Göttingen: Hogrefe.

Thomas, A. (1993): Psychologie interkulturellen Lernen und Handelns. In: Thomas, A. (Hrsg.): Kulturvergleichende Psychologie. Eine Einführung. Göttingen: Hogrefe: 377-424.

Thomas, A. (2001): Psychologische Aspekte interkultureller Zusammenarbeit. In: Allhoff, D.-W. (Hrsg.): Schlüsselkompetenz Mündliche Kommunikation. Sprache und Sprechen. Band 37. München: Ernst Reinhardt: 196-212.

Thomas, A.; Kinast, E.-U.; Schroll-Machl, S. (Hrsg.) (2005): Handbuch interkulturelle Kommunikation und Kooperation. Bd. 1: Grundlagen und Praxisfelder. 2. Auflage. Göttingen: Vandenhoeck & Ruprecht.

Tietze, K. O. (2016): Kollegiale Beratung. Problemlösungen gemeinsam entwickeln. Reinbek: Rowohlt.

Van Dalen, J. (2005): Foreword. In: Kurtz, S.; Silverman, J.; Draper, J. (Hg.): Teaching and Learning Communication Skills in Medicine. Oxford: Radcliffe Publishing: vii.

Walkenhorst, U. (2006): Ergotherapie, Physiotherapie und Logopädie auf dem Weg zu Professionalisierung. In Pundt, J. (Hrsg.): Professionalisierung im Gesundheitswesen – Positionen - Potentiale - Perspektiven. Bern: Huber, Hogreve: 106-121.

Walkenhorst, U. (2015): Interprofessionelle Kompetenz in Gesundheitsberufen. In: Heyse, V.; Giger, M. (Hrsg.): Erfolgreich in die Zukunft: Schlüsselkompetenzen in Gesundheitsberufen. Konzepte und Praxismodelle für die Aus-, Weiter-, und Fortbildung in Deutschland, Österreich und der Schweiz. Heidelberg: medhochzwei Verlag: 569-590.

Walkenhorst, U. ; Nauerth, A. ; Bergmann-Tyacke, I.; Marzinzik, K. (Hg.) (2009): Kompetenzentwicklung im Gesundheits- und Sozialbereich. Bielefeld: UniversitätsVerlagWebler.

Walkenhorst, U. ; Nauerth, A. (2009): Kompetenzentwicklung im Gesundheits- und Sozialbereich. In: Walkenhorst, U. ; Nauerth, A. ; Bergmann-Tyacke, I.; Marzinzik,

K. (Hg.): Kompetenzentwicklung im Gesundheits- und Sozialbereich. Bielefeld: UniversitätsVerlagWebler: 9-22.

Wanetschka, V. (2012): Sherlock Holmes und Columbo in der logopädischen Therapie. Ein struktureller Weg von der Diagnose zum Therapieabschluss. Bremer Modell: Band 2. Therapie Lernen I. Bremen: Edition HarVe.

Watzlawick, P.; Beavin, J.H.; Jackson, D.D. (2011): Menschliche Kommunikation. Formen, Störungen, Paradoxien. 12. Auflage. Bern: Huber.

Weinberger, S. (2013): Klientenzentrierte Gesprächsführung. Lernen und Praxisanleitung für psychosoziale Berufe. 14. Auflage. Weinheim, Basel: Beltz Juventa.

# 10 Anhang

| Stand der Ausbildung | Vorprofessionelle Therapeutin |
|---|---|
| 4. Ausbildungsjahr (1./ 2.Semester) | 1. Zeigt noch Lücken in Wissensbereichen<br>2. Starke Fokussierung auf eigenes Gesprächsverhalten steht im Vordergrund<br>3. Braucht Unterstützung bei der Strukturierung von Gesprächen<br>4. Zeigt noch Unsicherheiten beim Einnehmen der therapeutischen Haltung<br>5. Braucht Hilfe bei der Anwendung von Kommunikationsmodellen zur Analyse des eigenen Gesprächsverhaltens<br>6. Gesprächsführungstechniken werden teilweise adäquat verwendet<br>7. Braucht noch Unterstützung bei der Gestaltung von therapeutischen Gesprächen<br>8. Braucht noch Unterstützung bei der Gestaltung des eigenen Lernprozesses |
| 5. Ausbildungsjahr (3./ 4.Semester) | 1. Weitgehende Sicherheit bei der Anwendung des erworbenen Wissens<br>2. Wechselnder Fokus auf eigenes Gesprächsverhalten und therapeutische Gesprächsführung ist möglich<br>3. Zeigt noch Unsicherheiten bei der Strukturierung von Gesprächen<br>4. Einnehmen der therapeutischen Haltung gelingt weitgehend<br>5. Anwendung von Kommunikationsmodellen zur Analyse des eigenen Gesprächsverhaltens und des Gesprächsverhaltens von Patienten gelingt weitgehend<br>6. Gesprächsführungstechniken werden überwiegend adäquat verwendet<br>7. Selbstständige Gestaltung von therapeutischen Gesprächen gelingt zunehmend<br>8. Arbeitet weitgehend selbstverantwortlich bei der Gestaltung des eigenen Lernprozesses |
| 6. Ausbildungsjahr (5./ 6.Semester) | 1. Entwickelt fehlendes, notwendiges Wissen selbstständig<br>2. Gleichzeitiger Fokus auf das eigene Gesprächsverhalten und therapeutische Gesprächsführung ist möglich<br>3. Strukturierung von Gesprächen gelingt weitestgehend<br>4. Einnehmen der therapeutischen Haltung gelingt durchgehend<br>5. Anwendung von Kommunikationsmodellen zur Analyse des eigenen Gesprächsverhaltens und des Gesprächsverhaltens von Patienten und Angehörigen gelingt weitestgehend<br>6. Gesprächsführungstechniken werden weitestgehend adäquat verwendet<br>7. Ist in der Lage therapeutischer Gespräche selbstständig und effektiv zu gestalten<br>8. Ist in der Lage den eigenen Lernprozesses selbstverantwortlich zu steuern |

Anlage 1: Entwicklung von kommunikativen Kompetenzen als vorprofessionelle Therapeutin im Verlauf der Ausbildung zur Logopädin (nach Beushausen 2009: 36; nach Wanetschka 2012: 49)

© Der/die Herausgeber bzw. der/die Autor(en), exklusiv lizenziert durch Springer Fachmedien Wiesbaden GmbH, ein Teil von Springer Nature 2020
U. Herter-Ehlers, *Kommunikative Kompetenzen in der Logopädie*,
Best of Therapie, https://doi.org/10.1007/978-3-658-31044-8

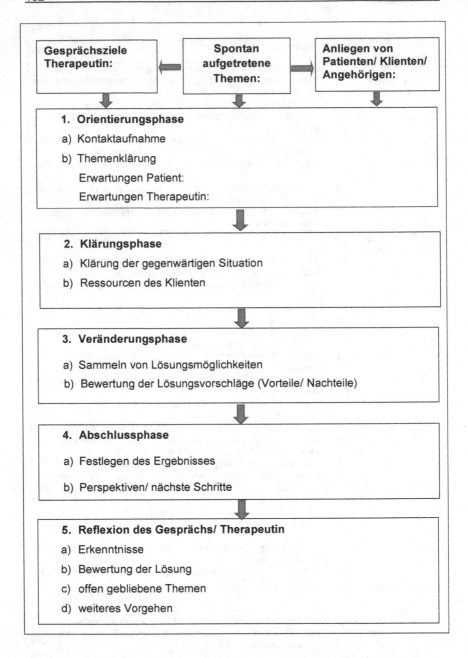

Anlage 2: Reflexionsbogen zur Gesprächsplanung (nach Büttner, Quindel 2005: 208)

| I. | Hilfestellungen/ Instruktionen | trifft voll und ganz zu  x 3 | trifft über- wiegend zu  x 2 | trifft eher nicht zu x 1 | trifft gar nicht zu x 0 |
|----|---|---|---|---|---|
| 1. | Ich formuliere Hilfestellungen präzise und nachvollziehbar. | | | | |
| 2. | Ich formuliere Instruktionen prä- zise und nachvollziehbar. | | | | |
| **II.** | **Feedback** | | | | |
| 1. | Ich melde dem Patienten seine Leistung ausreichend differen- ziert, konkret und konstruktiv zurück | | | | |
| 2. | Ich formuliere Motivationshilfen adäquat. | | | | |
| **III.** | **Kommunikative Signale** | | | | |
| 1. | Ich stimme meinen Sprachstil und meine Formulierungen auf die Sprachstörung meines Kli- enten ab. | | | | |
| 2. | Ich stimme die Informationen und die Informationsmenge auf die Sprachstörung meines Kli- enten ab. | | | | |
| **5 x Anzahl (jeweils x 3, x 2, x 1 oder 0)** | | (18) | (12) | (6) | (0) |
| **Gesamtsumme:** | | | | | |

Anlage 3: Baustein 5: Therapeutische Kommunikation: Wie kommuniziere ich in der Interaktion mit Klienten? (nach Dehn- Hindenberg 2007: 54) aus: Einschätzungsbogen „Kommunikative Kompetenzen" (Herter-Ehlers 2015)

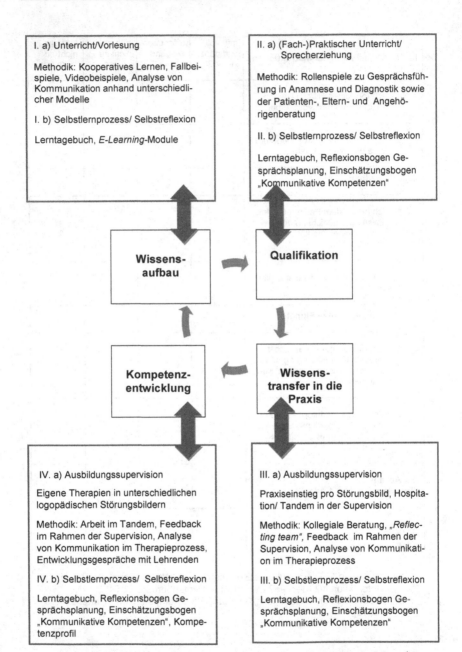

I. a) Unterricht/Vorlesung

Methodik: Kooperatives Lernen, Fallbeispiele, Videobeispiele, Analyse von
Kommunikation anhand unterschiedlicher Modelle

I. b) Selbstlernprozess/ Selbstreflexion

Lerntagebuch, *E-Learning*-Module

II. a) (Fach-)Praktischer Unterricht/
        Sprecherziehung

Methodik: Rollenspiele zu Gesprächsführung in Anamnese und Diagnostik sowie
der Patienten-, Eltern- und Angehörigenberatung

II. b) Selbstlernprozess/ Selbstreflexion

Lerntagebuch, Reflexionsbogen Gesprächsplanung, Einschätzungsbogen
„Kommunikative Kompetenzen"

**Wissens-
aufbau**

**Qualifikation**

**Kompetenz-
entwicklung**

**Wissens-
transfer in die
Praxis**

IV. a) Ausbildungssupervision

Eigene Therapien in unterschiedlichen
logopädischen Störungsbildern

Methodik: Arbeit im Tandem, Feedback
im Rahmen der Supervision, Analyse
von Kommunikation im Therapieprozess,
Entwicklungsgespräche mit Lehrenden

IV. b) Selbstlernprozess/ Selbstreflexion

Lerntagebuch, Reflexionsbogen Gesprächsplanung, Einschätzungsbogen
„Kommunikative Kompetenzen", Kompetenzprofil

III. a) Ausbildungssupervision

Praxiseinstieg pro Störungsbild, Hospita-
tion/ Tandem in der Supervision

Methodik: Kollegiale Beratung, *„Reflecting team"*, Feedback im Rahmen der
Supervision, Analyse von Kommunikation im Therapieprozess

III. b) Selbstlernprozess/ Selbstreflexion

Lerntagebuch, Reflexionsbogen Gesprächsplanung, Einschätzungsbogen
„Kommunikative Kompetenzen"

Anlage 4: Stufen der Entwicklung von kommunikativen Kompetenzen in der Logopädie
(nach Erpenbeck, Sauter 2015: 21)

Printed in the United States
By Bookmasters